KB262546

통증박사 안강입니다

통증박사 안강입니다

저자_ 안강

1판 1쇄 발행_ 2013. 2. 27
1판 13쇄 발행_ 2022. 11. 26

발행처_ 김영사
발행인_ 고세규

등록번호_ 제06-2003-036호
등록일자_ 1979. 5. 17.

경기도 파주시 문발로 197(문발동) 우편번호 10881
마케팅부 031)955-3100, 편집부 031)955-3200, 팩스 031)955-3111

값은 뒤표지에 있습니다.
ISBN 978-89-349-6218-2 13510

홈페이지_ www.gimmyoung.com   블로그_ blog.naver.com/gybook
인스타그램_ instagram.com/gimmyoung 이메일_ bestbook@gimmyoung.com

좋은 독자가 좋은 책을 만듭니다.
김영사는 독자 여러분의 의견에 항상 귀 기울이고 있습니다.

통증박사
안강입니다

안강 지음

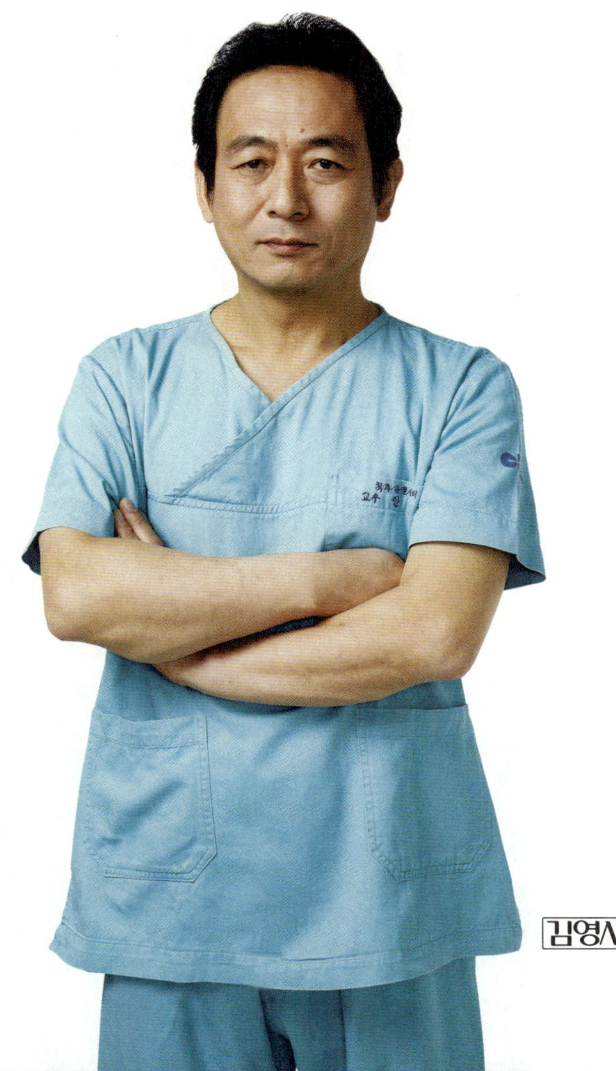

김영사

나의 목적은 오직
환자를 통증에서
벗어나게 하는 것

미국 볼티모어에 존스홉킨스 대학병원이 있습니다. 몇몇 의학 드라마를 통해 우리나라에서도 유명해진 곳인데요, 100년이 넘는 역사를 지닌 이 병원은 지난 20여 년 동안 미국 내 종합병원 1순위에 오를 만큼 훌륭한 곳입니다.

이 병원 재활의학과에 이승복이라는 아주 특별한 한국인 의사가 있습니다. 그는 어릴 때 전도유망한 기계체조 선수였습니다. 그런데 연습 도중 목뼈가 부러지는 엄청난 사고를 당하게 됩니다. 사고 이후 그는 전신이 마비되어 하루 종일 침대에 누워 있어야만 했습니다. 다친 부분이 경추 8번 아래라고 하니 겨우 팔을 움직일 수 있을 정도였을 겁니다.

펄펄 날아다니던 체조 선수가 옴짝달싹 못하게 되었으니 얼마나 절망스러웠겠습니까. 그런데 어느 날 간호사가 "이제 밥은 네가 직접 떠먹으라"며 자신은 그냥 지켜보기만 하겠다고 하더랍니다. 그

순간 그는 스스로 하지 않으면 아무것도 할 수 없다는 사실을 깨달았다고 합니다. 그 다음은 어떻게 되었을까요?

그는 결국 모든 아픔과 시련을 이겨내고 자신의 장애를 극복했습니다. 다트머스 의대와 하버드 의대에서 수석을 차지했고, 존스홉킨스 병원에서 인턴을 밟으면서도 수석 자리를 놓치지 않았습니다. 그는 엄청난 재활 치료를 이겨내고 움직일 수 있게 되었지만 지금도 겨우 두 팔을 쓸 수 있을 뿐입니다. 휠체어를 타고 병원을 누비며 환자를 돌보는 그의 모습은 가히 감동적입니다.

저는 환자 분들이 치료받기를 힘들어할 때마다 그를 돌보던 간호사를 떠올립니다. 본 적은 없지만, 그녀는 어떤 것이 환자를 제대로 돌보고 치료하는 방법인지 잘 알고 있는 현명한 사람이었을 겁니다. 치료하기 쉬운 환자도 많지만 여기저기에서 다 실패하고 마지막으로 저를 찾아오는 환자들에게 제 치료법은 수술만큼 간단하지 않습니다. 환자 입장에서야 마취제를 맞고 한숨 자고 나면 의사가 다 알아서 해주고, 며칠 누워서 상처가 회복되기를 기다리는 것이 편할 수도 있습니다. 하지만 저는 몇 달에 걸쳐 바늘을 찌르고 지독하리만치 운동을 시키고, 질리도록 생채소를 먹게 합니다. 제 치료를 따르려면 환자들은 엄청난 인내심을 발휘해야 합니다.

하지만 저는 분명한 근거와 소신을 갖고 있기에 절대 물러서지 않습니다. 제 목적은 환자와 사이좋게 지내는 게 아니라, 어떻게든 환자를 통증에서 벗어나게 하는 것이기 때문입니다. 그러다 보니 의료계에는 저를 싫어하는 의사나 한의사도 많습니다. 제 치료법이 그들의 소신과 다르기 때문이기도 하고, 그들이 추구하는 이익과 맞지 않기 때문이기도 할 겁니다. 하지만 저는 신경 쓰지 않습니다. 오로지 환자와 통증만 들여다보기 때문입니다.

제 생각과 생활이 이렇다 보니 저를 아껴주는 분들에게 폐를 끼칠 때가 많습니다. 선배님들, 함께 일하는 의료진, 무엇보다 가족에게 미안할 때가 한두 번이 아닙니다. 하지만 그들은 모두 제가 환자들을 얼마나 사랑하는지, 만성통증을 이해하고 치료하기 위해 얼마나 노력하는지 잘 압니다. 그래서 항상 저의 부족함을 메워주고 격려해주십니다.

그리고 제게는 환자 분들이 있습니다. 제게 가장 큰 힘을 주는 분들이지요. 저를 찾아온 환자들은 대부분 처음에는 저의 치료를 힘들어하십니다. 하지만 모두 의지를 갖고 고비를 넘기고, 결국엔 통증에서 벗어나 평생을 건강하게 살아갑니다. 이분들이 지켜보고 있는데 제가 두려울 게 뭐가 있겠습니까. 세상을 속이지 않고, 제 자신을 속이지만 않는다면 저는 평생 즐겁게 통증 치료를 할 수 있을 겁니다.

너무 예쁘고 마음씨 고운 아가씨가 목과 어깨의 통증 때문에 저를 찾아온 적이 있었습니다. 그녀는 선교사인 아버지를 따라 어릴 때부터 아마존에서 살았다고 합니다. 딸의 손을 잡고 아픈 어깨를 어루만지는 아버지의 모습만 봐도 그들이 얼마나 행복한 가족인지 느낄 수 있었습니다. 그런데 저는 그녀가 웃음 뒤에 감추고 있는 심각한 통증과 우울증을 대번에 읽어냈습니다. 가족을 위해 아픔을 참으며 웃어 보이려 애쓰는 모습에 안타까운 마음이 더했습니다.

저는 그녀의 우울증 뒤에 무슨 일이 있었을지 훤히 알고 있습니다. 통증을 잘 모르는 의사는 MRI나 CT 결과만 보고 "아무 문제 없습니다" 했을 것이고, 그 얘기를 전해 들은 주변 사람들은 그녀를 위로한답시고 "의사가 괜찮다고 하는데 왜 그래?" "다 스트레스 때문이니 마음을 편히 가져봐" 했을 것입니다. 하지만 그런 반응은 그녀를 더 힘들게 할 뿐이지요. 의사가 괜찮다는데 계속 아프다고 할 수도 없고, 참고 지내자니 너무 고통스럽고, 도대체 어찌해야 좋을지 몰라 남몰래 눈물 흘린 날이 많았을 것입니다.

　저는 이런 환자들을 너무나 많이 보았습니다. 아니, 저를 찾아오는 환자 대부분이 이런 분들입니다. 통증에 대한 상식은 진실과 다를 때가 더 많습니다. 통증을 제대로 알지 못하는 사람, 통증을 겪어보지 않은 사람들이 '객관적인 검사 결과'를 두고 환자의 통증을 평가하는 것은 정말로 어리석은 일입니다. 환자들은 이럴 때 다리가 아픈새의 날개까지 꺾어버리는 기분이라고 말합니다.

　아마존에서 온 아가씨는 고맙게도 저의 진단과 치료를 적극적으로 받아들였습니다. 그러고는 두 달 만에 눈에 띄게 건강해져서 지난번 의료봉사에도 참여했습니다. 그녀의 웃음 뒤에 얼룩져 있던 통증과 우울증은 이제 사라졌습니다. 그녀는 하늘이라도 날듯이 기뻐하며 제게 감사의 마음을 전했습니다. 하지만 그녀의 병을 고친 것은 제가 아니라 그녀 자신의 몸이었습니다. 저는 환자를 치료할 때면 항상 내 몫은 5퍼센트에 불과하며 나머지 95퍼센트는 저의 치료에 힘을 얻은 몸이 스스로 해내는 것이라고 믿습니다. 그래서 언제나 환자들에게 감사하고, 그들을 이끄는 자연의 위대함에 감복하곤 합니다.

어깨나 목, 허리 등에 극심한 통증을 호소하는 환자가 찾아오면 의사들은 보통 "사진부터 찍어봅시다" 하며 환자를 촬영실로 보냅니다. 촬영 결과 이상이 나타나면 디스크탈출증이나 척추관협착증 같은 진단을 내리고, 경미하면 물리치료, 심각하면 수술을 하자고 합니다. 하지만 환자의 말을 신중히 듣지 않거나 노련한 의사가 이학적 검사로 확인하지 않아 오진되는 경우, 수술은 거의 100퍼센트 실패로 끝나고, 환자는 수술 전보다 더 지독한 통증 속에서 평생을 살아가야 합니다. 그러니 척추 수술은 매우 신중하게 고려해야 합니다. 또 실제로 수술이 꼭 필요한 경우는 사람들이 생각하는 것처럼 많지 않습니다. 수술보다 쉽고 부작용도 없으며 저렴한 치료법도 얼마든지 있습니다.

지금까지의 상식은 이런 것이었습니다.

"통증 때문에 병원에 가서 첨단 의료 장비로 촬영했더니 척추에서 문제가 발견되었다. 그러니 하루빨리 수술을 받아야 한다."

하지만 진실은 이렇습니다.

"촬영 결과 척추에 문제가 있다는 결과가 나왔지만 그것이 통증의 원인이라는 증거는 없다."

이 말이 다소 황당하게 들릴지도 모르겠습니다. 하지만 촬영 결과 이상이 발견될 확률은 통증이 있는 사람이나 없는 사람이나 별반 차이가 없습니다. 쉽게 설명하자면, 기질적인 이상이 있어도 전혀 증상을 느끼지 못하는 사람도 많고, 기질적인 이상이 전혀 없어도 극심한 통증에 시달리는 사람도 많다는 겁니다.

인체에는 자연의 놀라운 힘이 깃들어 있고, 자연의 흐름에 맞춰 살 때 가장 건강합니다. 아프면 당연히 병원에 가서 의사의 검진을 받아야겠지만 어떤 치료를 받건 인체에 주는 부담과 손상은 최소화해야 하며, 그 결정은 환자 스스로 책임감을 갖고 해야 합니다. 그것이 진정 건강을 지키고, 자연의 일부인 자신의 몸을 사랑하는 방법입니다.

특히 만성통증에 시달리는 환자는 이 같은 결정에 신중해야 합니다. 대부분의 만성통증은 최첨단 의료 장비를 동원해도 속 시원히 찾아낼 수 없기 때문입니다. 하지만 통증은 분명히 존재하며, 장기화되거나 오래되지 않았더라도 너무 강력하면 통증 부위가 점차 넓어지고 반드시 우울증이 찾아옵니다. 따라서 시간이 지날수록 치료가 어려워집니다.

저는 주로 환자의 증상을 주의 깊게 듣고, 손으로 몸을 만지며 병증을 확인하고, 움직임으로 운동 범위를 측정하는 이학적 검사로 진단합니다. 우리 병원에도 온갖 첨단 장비가 갖추어져 있지만 그 것은 이미 내려진 진단을 확인하기 위한 도구로 사용할 뿐이지요. 또한 저는 반드시 수술이 필요한 극소수의 경우를 제외하고는 절대 수술을 권하지 않습니다. 수술이 아니라도 얼마든지 다양한 치료법 을 시도해볼 수 있고, 운동과 식이요법을 병행하며 몸을 다스리면 웬만한 통증은 어느새 순한 양이 되어 길들게 됩니다.

만성통증 환자들은 상상할 수 없는 고통 속에 살고 있습니다. 눈 에 보이지 않는 적과 싸우는 일이 얼마나 힘겨운지 저는 누구보다 잘 알고 있습니다. 저 역시 만성통증과 더불어 살아가고 있기 때문 입니다. 제가 통증 치료에 이토록 적극적으로 매달린 것도 어쩌면 내 자신이 간절하게 통증에서 벗어나고 싶어서였을지 모릅니다.

이 책을 쓰기 시작한 동기는 남해에서 만난 어느 한의사님의 부 탁 때문이었습니다. 그분은 통증 치유의 지침이 될 수 있는 책을 써 달라고 하셨습니다. 그리고 얼마 지나지 않아 이 세상을 떠나셨습 니다. 이 책은 비단 저만의 것이 아니라 진정으로 아픈 사람들을 생 각한 그분의 유지라고 할 수 있습니다. 이 책으로 보잘것없는 힘이

나마 하루하루를 지독한 통증 속에서 살아가는 분들에게 보탬이 된다면 더 바랄 것이 없겠습니다.

또 이렇게 부족한 원고를 모아 한 권의 책으로 엮어준 분들이 계시니 얼마나 감사한지 모르겠습니다. 책을 쓰는 동안 동지이자 멘토가 되어준 아내와 김병후 형, 출판사 관계자들께 진심으로 감사 인사를 드립니다. 저를 믿고 지켜봐주시는 어머니, 그리고 일찍 세상을 떠나 내 마음속으로 들어오신 아버지께 깊은 감사와 사랑을 전합니다. 진심으로 감사합니다. 그리고 사랑합니다.

차의과학대학교 안강병원에서

안강

차 례

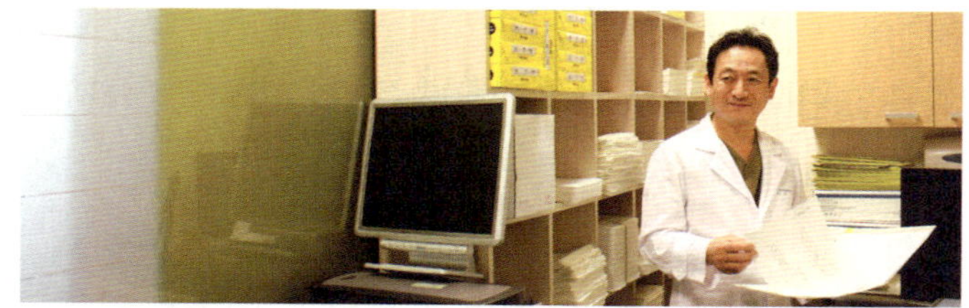

Part 1　안녕하세요 통증박사 안강입니다

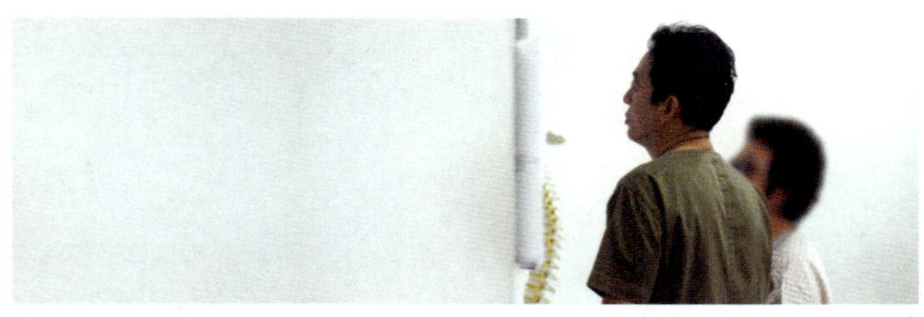

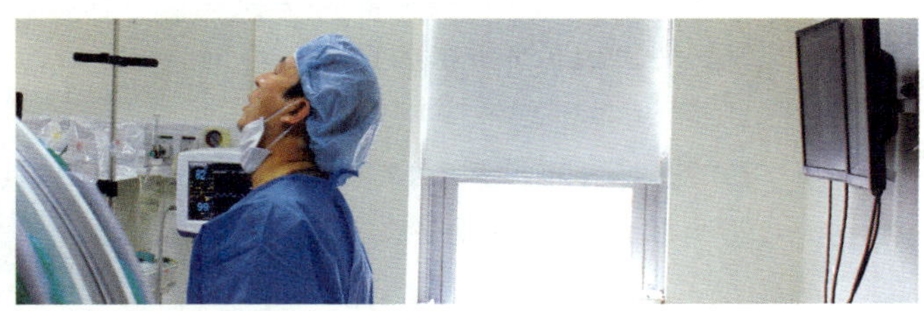

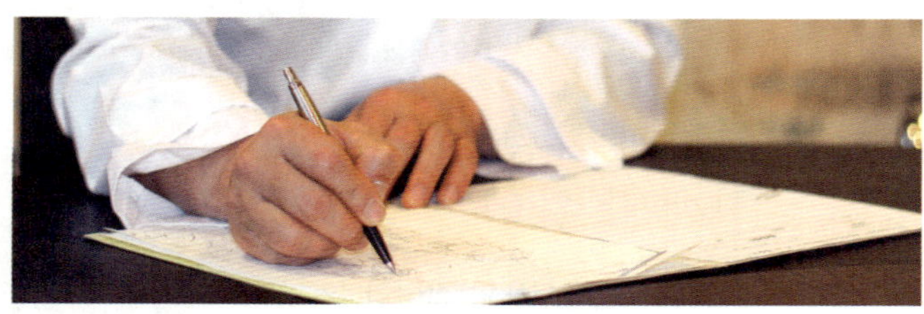

Part 4 만성통증을 부르는 대표 질병 6가지

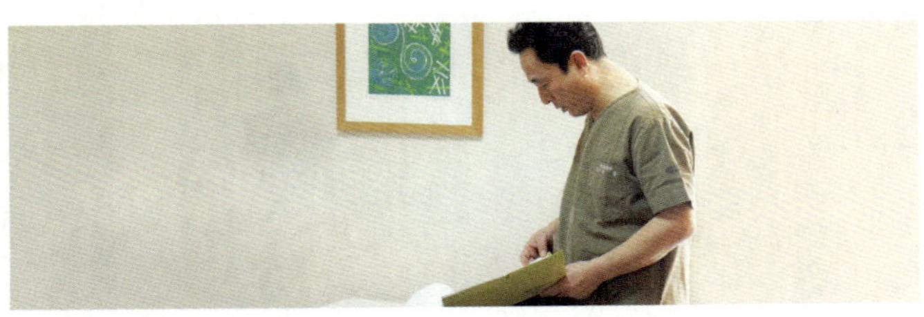

Part 5 만성통증, 아는 만큼 편해진다

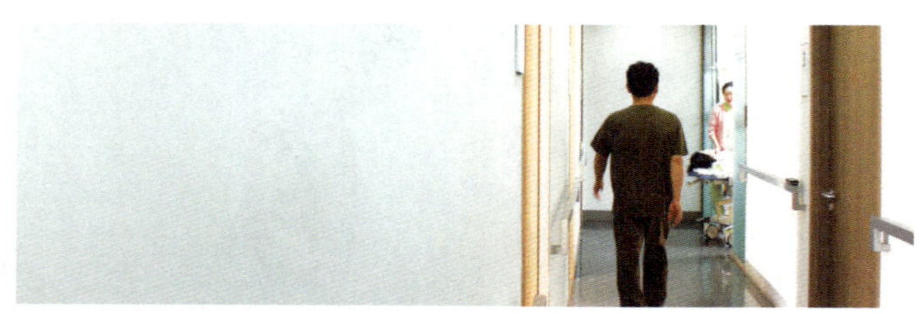

Part 6 만성통증 환자일수록 섹스를 해야 한다

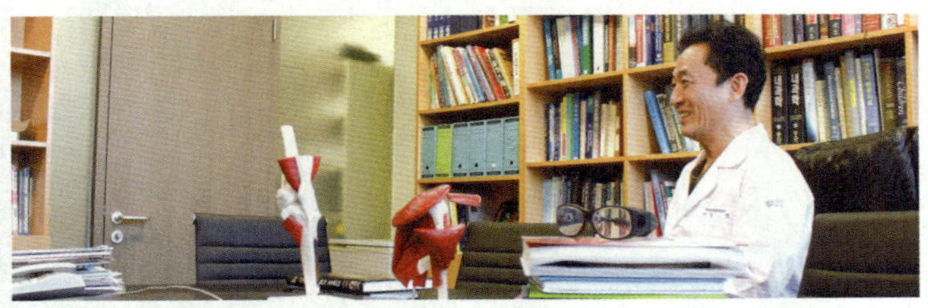

Part 7 음식과 운동으로 통증을 잡는다

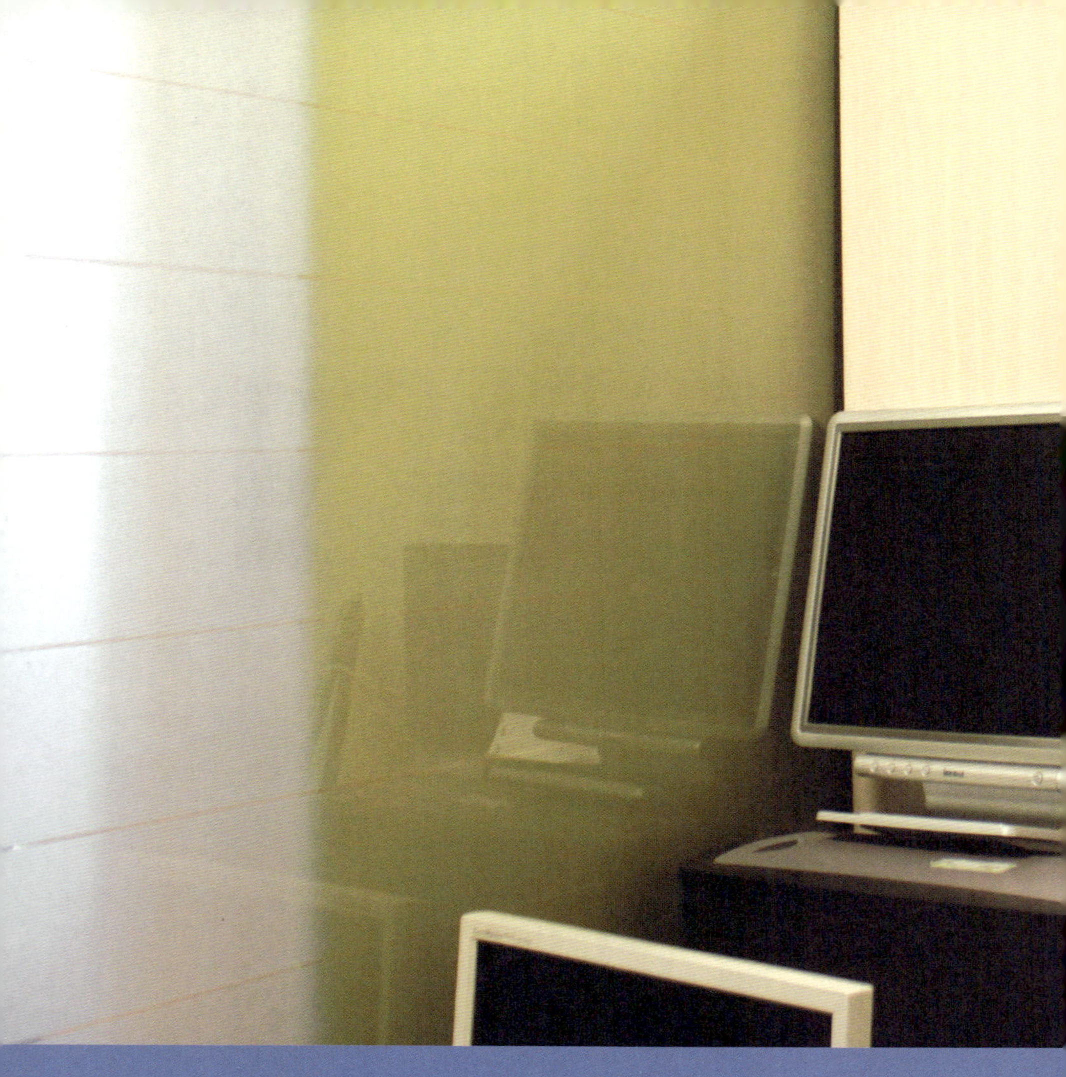

part 1

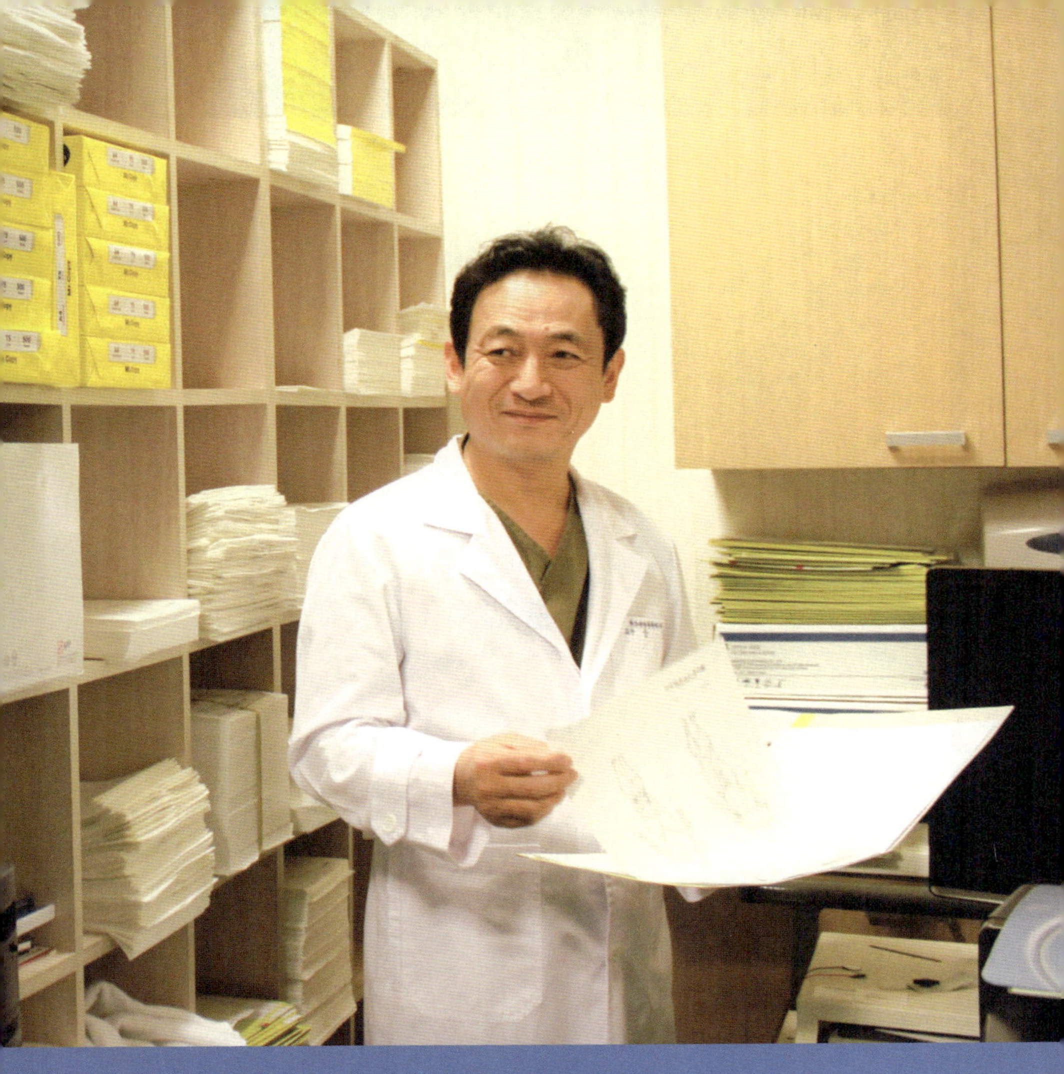
안녕하세요
통증박사 안강입니다

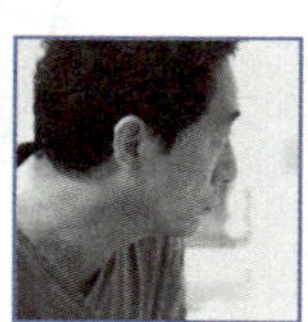

동료 의사들에게 비웃음을 살지라도

의사로서의 소신이 있기에 나는 흔들리지 않는다.

아픈 곳에 직접
바늘을 꽂는
골 때리는 의사

레지던트 때의 일이다. 오랜만에 만난 대학 친구들과 술 한잔 하면서 이야기를 나누고 있었다. 그때 한 친구가 아주 재미있는 이야기라는 듯 싱글싱글 웃으며 말했다.

"야, 너희 병원에 골 때리는 레지던트가 있다던데, 알고 있냐? 그놈은 배가 아픈 환자가 오면 배에 주사를 놓는다더라!"

순간 술자리는 웃음바다가 되었다. 나는 아무 말 없이 그냥 술만 들이켰다. 바로 내 얘기였다. 친구들의 웃음거리가 된 것이 화가 나거나 창피해서가 아니라 새로운 치료법에 대해 연구는커녕 알려고 하지도 않는 그들의 현실이 슬프고 답답해 오랜만에 취하도록 술을 마셨다. 그게 바로 나라고, 그렇게 웃고 말 일이 아니라 꼭 그렇게 해야만 하는 상황이 있다고 말해주고 싶었다. 하지만 당시만 하더라도 대부분의 의사들은 그런 치료법에 전혀 관심이 없었다.

또 한 번은 같이 파견 나온 후배들이 나를 두고 "척추 교정을 하

지 않나, 여기저기 주사를 찌르지 않나……. 창피해서 안 선생님이
랑 같이 못 있겠어!"라며 뒤에서 쑥덕거리는 소리를 들은 적도 있
었다. 그때도 내가 할 수 있는 일은 그냥 못 들은 척 지나가는 것뿐
이었다.

하지만 시간이 흐르고 세월이 더하면서 주변의 반응이 조금씩
달라지기 시작했다.

미국에 파견 나갔을 때의 일이다. 모든 것이 낯설고 영어도 서툴
렀던 나는 그저 묵묵히 얻어 배울 게 없나 여기저기 기웃거리고만
있었다.

그러던 어느 날, 혈관이 막힌 것으로 추정되어 위험한 약을 주사
받고 있는 환자를 보게 되었다. 하지만 내가 보기에 그 환자의 통증
은 혈관 문제가 아니었다. 나는 부족한 영어로 그 환자의 통증이 혈
관 때문이 아니라는 증거를 몇 가지 제시했다. 혈관이 막히면 움직
일 때 통증이 심한데 이 환자는 가만히 누워 있어도 아프고, 아픈
부위를 눌렀을 때 심한 통증을 호소하며, 다리에 부종은 있지만 손
으로 눌렀을 때 들어갈 정도는 아니니 혈관이 막힌 것보다는 영양
성 부종일 가능성이 높다고 했다. 환자는 결국 위험한 주사를 중단
하고 다시 진단을 받게 되었다. 어떤 의사도 명확한 답을 주지 못한
상태에서 환자를 더 큰 고통에 빠뜨릴 뻔한 사건이었다.

그날 이후, 꿔다 놓은 보릿자루처럼 외면당하던 내게도 친구가
생기기 시작했다. 한 명, 두 명 다가와서 말을 건네는가 싶더니 병
원 전체의 분위기가 달라지면서 내가 좀 더 다양한 임상 경험을 할

수 있도록 여러 가지 도움을 주기 시작했다.

당시는 통증 치료를 위한 신경차단 시술을 하는 의사도 찾아보기 힘든 시절이었다. 아프면 엑스레이를 찍고, 촬영 결과 별 문제가 없으면 괜찮은 것으로 진단하고, 그래도 환자가 아프다고 하면 정신적인 문제로 치부하는 것이 보통이었다. 예를 들어 갑자기 허리가 아프면 일단 요추 염좌*로 진단하고, 그러다가 엑스레이를 찍어 디스크에 이상이 발견되면 디스크로 인한 것으로 병명이 바뀐다. 그것이 진실이 아닐 수 있다는 의문을 가지지 않으면 아무 문제가 되지 않는 일이었다. 그러나 이 같은 진단 방법에 의문을 갖기 시작하면 모든 것이 허점투성이가 되고 만다. 그리고 그것을 더 깊이 파고들어가면 이방인 취급을 받아야 했다.

내가 바로 그 이방인이었다. 나는 그런 식의 진단 방법에 동의할 수 없었고, 오히려 그들과는 정반대 과정을 밟아 진단을 내리곤 했다. 나는 마음속에서 끊임없이 피어나는 의문을 풀기 위해 할 수 있는 모든 진단법을 시도하고, 가능한 모든 치료법을 찾아다녔다. 하지만 어느 것도 속 시원하게 의문을 풀어주지 못했다.

제도권 의학에 실망한 나는 중국의 전통 마사지, 척추 교정, 롤핑**, 경화 요법 등 당시 국내에서는 생소한 분야에 관심을 갖고 세계 각지를 돌아다니기 시작했다. 말도 통하지 않고 돈도 넉넉하지

---

* 염좌 : 관절을 지지해주는 인대가 외부 충격을 받아 늘어나거나 일부 찢어지는 경우. 충격을 받아 근육이 늘어나거나 일부 찢어지는 경우도 염좌라고 한다.

않으니 움직이는 것 자체가 고행이었지만 머릿속에는 환자를 고통에서 벗어나게 해주고 싶다는 생각만 가득 차 있었다. 그러니 뭐라도 효과가 있다고 하면 직접 가서 보고 경험하는 수밖에 없었다. 누가 시킨 일도 아니었지만 내 안의 궁금증과 답답함이 풀리지 않으니 어쩔 수 없는 노릇이었다.

이 같은 과정을 통해 이렇다 할 만한 진단법이나 치료법을 찾지는 못했지만, 책에서는 절대 배울 수 없는 풍부한 느낌과 경험을 얻었다. 예를 들면, 중국 전통 마사지를 배우고 나니 환자의 몸을 만지며 검사할 때 문제를 금방 감지할 수 있었고, 척추 교정을 배우고 나니 환자의 통증이 어느 신경 분절의 문제인지를 간파할 수 있었다.

그런 다양한 경험이 쌓이면서 나의 방황은 서서히 잦아들었다. 내가 실망하고 외면했던 서양의학 안에 내가 찾던 것들이 이미 존재하고 있었음을 깨닫게 된 것이다. 서양의학 밖에서 느낀 수많은 경험이 나를 다시 서양의학으로 돌아오게 만들었다.

알려고 하면 어렵지 않게 알 수 있는 것들인데, 알고자 하는 마음이 없으면 보이지 않는 경우가 너무도 많다. 나는 갑자기 허리가 아프면 요추 염좌로 진단하고, 엑스레이를 찍어서 디스크의 변화가 있으면 디스크탈출증으로 고쳐 진단하는 식의 무책임한 진단법을

●● 롤핑rolfing : 인간이 직립 동물이라는 점에 착안, 수직적 중력을 잘 다스려야 건강을 유지할 수 있다는 원리를 바탕으로, 근막과 근육의 부정렬과 신체 불균형적 중력 편재를 바로잡는 수기 치료.

참을 수가 없었다. 게다가 디스크 문제라고 해서 수술을 받았는데도 수술 전의 고통이 여전히 남아 있다면 그 환자의 고통은 누가 책임질 것인가!

나는 인간은 자연의 일부이며, 항상성과 자연 치유력으로 자신의 몸을 최적의 컨디션으로 유지하는 능력을 갖고 있다는 것을 믿는다. 의사는 그 추이를 조심스레 들여다보며 환자의 고통을 최소화해주는 사람이다. 환자의 선입견에 맞서 싸워야 할지라도, 동료 의사들에게 비웃음을 살지라도 의사로서의 소신이 있기에 나는 흔들리지 않는다.

손가락질받던
왕따가
명의가 되기까지

나는 한의사들이 가장 싫어하는 의사다. 의사 중에 안강이라는 이름을 모르는 사람은 있어도 한의사 중에는 내 이름을 모르는 사람이 없을 것이다. 한의사들은 나를 한의학의 고유 영역인 '침'을 빼앗아간 사람이라 생각하고 비난한다. 의사면 의사답게 주사를 놓거나 약을 처방하거나, 그것도 아니면 수술을 하지, 왜 환자에게 침을 놓느냐는 것이다.

일반 의사들의 생각도 크게 다르지 않았다. 나의 치료법에 대해 잘 모르는 사람들은 내가 위험한 치료를 한다거나 수술을 하면 간단한 걸 갖고 애먼 환자를 고생시킨다고 손가락질했다. 내가 무슨 돈이나 유명세를 노리고 엉뚱한 짓을 한다며 비웃는 의사들도 있었다.

하지만 내 생각은 다르다. 의사가 할 일 따로 있고, 한의사가 할 일이 따로 있어야만 할까? 뜻이 있어 새로운 치료법을 익혔다면 어떻게든 환자에게 도움이 되게 활용해야 하는 게 아닐까? 물론 나라에서 정한 법이 있으니 아무나 주사나 침을 놓아서는 안 된다. 하지만 서양의학을 하는 의사이기에 침을 쓸 수 없고, 한의사이기에 주사를 놓아서는 안 된다는 단순한 이분법으로 생각할 수는 없는 이야기다. 중요한 것은 의사건 한의사건 환자의 고통을 덜어주고 병을 고치는 사람이라는 사실이다.

또 엄밀한 의미에서 보면 한방에서 쓰는 약침은 서양의학의 주사와 똑같다. 한의사들은 약침을 쓰면서 의사들에게는 침을 쓰지 말라는 것도 이미 설득력이 없다. 보건복지부는 이 논쟁에 대해 '중요한 것은 사용하는 원리가 의학적인가 아닌가에 있다'고 이미 여러 차례 입장을 밝힌 바 있다. 그런데도 한의학계의 반발은 수그러들지 않고 있다.

게다가 나는 한방의 침술과는 전혀 다른 원리에 입각한 바늘을 쓰고 있다. 물론 법률적으로 해석하자면 우리나라에서는 주삿바늘이 아닌 것은 모두 침으로 분류되니, 나로서는 수긍하기 어려운 분류법이지만 어쨌거나 그 분류에 따른다면 나의 치료법은 침을 이용하는 것이 맞다.

침술은 기원전부터 체계를 갖고 있었지만 다른 학문과 달리 발전하지 못하고 제자리에 머물러 있다. 침술 자체가 가치가 없어서가 아니라 안을 들여다보지 않고 겉만 보는 치료를 오랫동안 답습해왔기 때문이다. 침술의 원리는 철학적 논리에 따라 경혈이라는 지점에 침을 꽂아 넣어 막혀 있던 기의 흐름을 뚫어주는 것이다. 그러다 보니 같은 질환에 대한 진단도 한의사에 따라 다를 수 있고, 침을 찌르는 위치나 깊이 역시 서로 다를 수밖에 없다. 개인적 감각에 의존한 것을 측량하기는 어렵기 때문에 체계화도 어렵다.

그러다 보니 역사적으로 몇몇 뛰어난 한의사들이 있었지만 그들의 의술은 제대로 전수되지 못하고 대부분 잊혀지고 말았다. 사람의 몸속을 들여다보지 못한 채 '어떻게 찔렀더니 좋아지더라'는 식의 경험적 치료를 해야 했기에, 수십 년 동안 옆에서 지켜본 아들이나 제자 중 감각이 뛰어난 한두 명에게 전수된 것이 전부였다.

나는 40대 초반에 중국에서 강의를 많이 했는데, 그때마다 중의사들이 수백 명씩 몰려들어 장사진을 이루곤 했다. 과학적인 치료에 목말라 있던 중의사들에게 나의 강의가 샘물처럼 느껴졌던 모양이다. 나도 이름난 중의사들을 수없이 만나며 배움을 청했지만 눈을 번쩍 뜨이게 하는 것은 없었다.

나는 서양의학에도 동양의학에도 진리는 없다고 생각하며 고통스러운 시간을 보냈다. 진리를 모르고 환자를 치료할 수 없다고 생각했기 때문이다. 하지만 시간이 흐르면서 차츰 머리가 밝아지더니 양쪽 모두를 이해하게 되었다.

쉽게 얘기해보자. 동양의학이라는 큰 항아리가 있고 서양의학이라는 양질의 쌀이 있다. 그 쌀을 떠서 항아리에 채우기만 하면 된다. 새로운 치료법을 찾아 헤매는 동안 내가 동양의학을 진정으로 이해하게 되리라고는 생각지도 못했다. 하지만 시간이 흐른 뒤 돌이켜보니 내가 해온 모든 치료는 동양의학이라는 항아리에 서양의학이라는 쌀을 채우는 것이었다.

그러는 동안 내 환자들은 통증에서 벗어나고 '통증박사 안강'은 유명세를 탔다. 언론은 내 이름을 '명의' 반열에 끼워주었고, 국내외 유명 인사들이 나에게 치료받기 위해 몰려들었다. 이제 내 이름을 내건 의과대학병원이 생길 정도가 되었으니, 의사로서는 최고의 영예를 누리게 된 셈이다. 사서 고생한다고, 때로는 세상을 속이는 엉뚱한 치료를 한다고 손가락질받던 의사가 의과대학병원의 원장이 되었으니 진리의 힘은 참으로 오묘한 것 같다.

세계 경제가 나빠지면서 의사들도 한의사들도 어렵다고 난리다. 그러다 보니 서로 의견이 갈리고 이권을 놓고 싸우는 일도 가끔 벌어진다. 나도 각계에서 숱하게 공격을 받아봤으니 그 현장을 모르는 바 아니다. 이런 싸움이 벌어지는 이유 가운데 하나는 의사나 한의사 모두 시각이 좁기 때문이다. 내가 만나온 의사나 한의사는 대부분 정직하고 순수한 사람들이었는데, 나쁘게 말하면 고지식하다고 할 수 있었다. 그러다 보니 그들은 새로운 문화를 받아들이는 데보수적이고, 자기 전문 분야만 잘 알면 된다고 생각하는 경향이 강하다. 하지만 단순한 외상이 아니고서는 어떤 병도 그 한 부분만 들여다봐서는 제대로 된 치료를 할 수 없다.

조금만 마음을 열면 의외로 답은 쉽게 찾을 수 있다. 서양의학도, 한의학도 환자를 치료하기 위한 것이다. 제대로 치료받지 못하고 하루하루를 고통 속에서 살아가는 환자가 얼마나 많은데, 이들을 외면하고 있는 것은 아닌지 하고 생각하면 나도 모르게 마음이 무

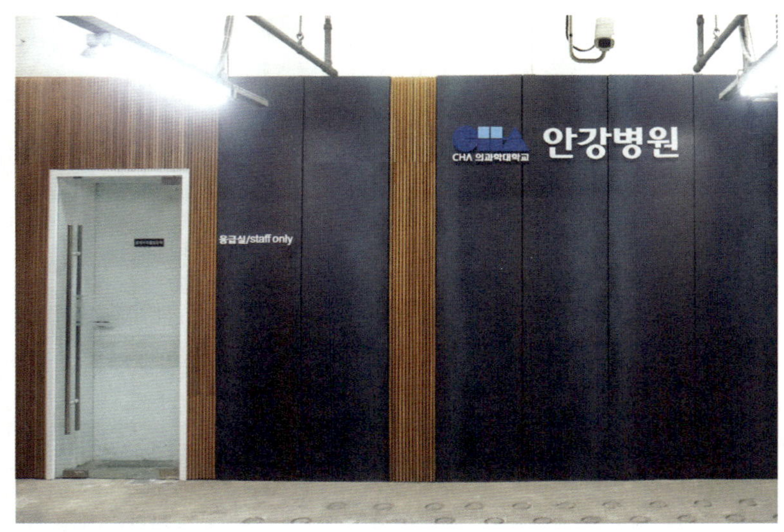

거워진다. 의사건 한의사건 내 앞의 밥그릇을 놓고 싸울 게 아니라 서로가 지평을 넓혀 환자의 고통을 없애는 데 집중해야 한다.

나는 황무지였던 통증 분야에 도전하고, 동양의학과 서양의학, 민간요법까지 온갖 치료법을 아우르는 동안 수많은 역경을 겪어야 했다. 아무리 예쁘게 생각하려 해도 내 인생은 가시밭길이었다. 하지만 이것 하나만은 분명하다. 누군가 앞장서서 가시밭길을 가지 않는 한 세상은 변하지 않는다는 것. 바로 이 생각이 나를 움직이는 동력이 되어 왕따를 명의로 만든 것이다.

물질문명의 의학과
정신문화의 의학

고대 중국에서 시작된 의학은 인도를 거쳐 페르시아, 그리스, 로마, 프랑스, 영국, 미국 순으로 순환하며 발전하고 있다. 사람들은 흔히 히포크라테스를 '의학의 아버지'라고 하지만 의학이 과학으로서의 면모를 갖춘 것은 1500년대 베살리우스의 업적이었다.

현대 의학은 히포크라테스에서 시작되어 마르쿠스 아우렐리우스 황제의 주치의인 갈레노스가 계승해 베살리우스로 이어졌다. 히포크라테스는 환자가 병을 회복해가는 과정을 '피지스physis'라 이름 붙이고, '병을 낫게 하는 것은 자연'이라고 주장했다. 그는 병을 치료하기 위해서는 피지스를 돕거나, 적어도 이를 방해하지 않는 것이 원칙이라고 했다. 그는 인체 스스로 회복되는 것을 치료의 원칙으로 삼았고, 이를 도와주는 것이 의사의 역할임을 알고 있었다.

히포크라테스의 의학을 계승한 갈레노스는 히포크라테스의 4액설*을 발전시켰고 원숭이를 해부해 근대 해부학의 기초를 닦았다.

당시에는 사람을 해부하는 것이 금기시되던 시절이었기 때문에 어쩔 수 없는 선택이었는데, 원숭이 해부도를 인간에게 적용한 학문적 오류는 1400년 가까이 의학을 지배했다.

이를 바로잡은 사람이 베살리우스다. 그는 인체 해부를 통해 갈레노스의 오류를 밝혀내고 해부학과 병리학, 생리학의 르네상스를 활짝 열었다. 베살리우스 이후 의학은 눈으로 보는 것이 진리임을 깨닫게 되었고, 사실을 입증하는 데 집중했다. 베살리우스는 잘못된 시대적 규범을 일탈함으로써 1400년 동안 의학을 지배해 온 갈레노스의 해부학을 깨부술 수 있었다. 그는 '감히' 인체를 해부한 죄로 자신의 스승을 비롯한 대부분의 학자들에게 박해를 받았지만 의학이 체계적으로 발전하는 토대를 마련했다.

우리나라 의학의 역사는 객관적으로는 상당히 뒤져 있었다. 근대에 들어서 서양 문물이 유입되기 전까지만 해도 히포크라테스 것에 비해 더 낫다고 말하기 힘들 정도였다. 의생들은 고등교육을 받지 못해 중국의 의서를 제대로 이해할 수 없었고, 글로 남겨진 우리의 의서 역시 양이나 질에서 매우 제한적이었다. 이를 안타깝게 여겨 80여 가지의 중국 의서를 정리한 것이 바로 《동의보감》이다. 허준에 이르러 비로소 우리나라 전통 의학이 꽃을 피우기 시작했다.

베살리우스(1514~1564)와 허준(1539~1615)은 공교롭게도 같은

• 4액설 : 인체는 점액, 황색 쓸개즙, 흑색 쓸개즙, 혈액을 가지고 있으며, 이 4가지 액체가 균형을 이루어야만 건강할 수 있다는 주장.

시대를 살다 간 사람이다. 한 사람은 물질문명을 바탕으로 하는 의학의 시발점이 되었고, 다른 한 사람은 정신문화를 바탕으로 하는 의학을 집대성했다. 물질문명을 바탕으로 하는 의학은 고도로 발전해 역사에 많은 공헌을 한 반면, 정신문화를 바탕으로 한 의학은 아직 그 자리를 맴돌고 있다.

언젠가 라디오 방송에서 어느 한의사가 하는 이야기를 들으면서 눈물이 나올 뻔한 적이 있었다. 그의 말에 따르면 허준은 '음식으로 치유할 수 없는 병은 약으로 치유할 수 없고, 먹는 것보다 더 중요한 것은 걷는 것'이라고 주장했다고 한다. 허준이 얼마나 뛰어난 직관력을 가진 사람인지 단적으로 말해주는 이야기다. 현대 의학에서 보면 너무나 당연한 이 논리가 해부학이나 생리학이 전무하던 시절 우리나라에서 제기된 것임을 감안하면 너무나 감동적이다. 의사로서 그의 소견은 타의 추종을 불허했을 것임을 짐작할 수 있었다.

나도 좋은 자세를 만들고 제대로 된 음식을 먹는 것이 치료의 근간임을 알고 실천하기까지 많은 인내와 노력이 필요했다. 내가 차병원에 만성통증센터를 개설한 뒤 가장 먼저 한 일은 병실을 없앤 것이었다. 만성통증은 누워 있을수록 더 나빠진다는 판단에서였다. 물론 병원 측에서는 완강하게 반대했다. 비싼 강남땅에서 입원 환자를 받지 않으면 뭘로 돈을 버냐는 얘기였다.

하지만 나는 거침없이 밀어붙였다. 병실을 개조해 외래 환자 대기실과 휴게실을 만들었다. 운동치료사를 고용해 모든 환자에게 바른 자세와 바른 걷기를 가르치고, 날마다 300그램의 생채소를 먹게 했다. 이런 식의 운동과 음식 조절은 치료 결과를 높일 뿐만 아니라 재발과 퇴화를 늦추는 데 결정적인 역할을 하기 때문이다.

지금이야 다른 신경 안 쓰고 환자들만 보면 되지만 초창기에는 수많은 견제와 괄시를 감내해야만 했다. 단지 자신들과 다른 길을 간다는 이유만으로 곱지 않은 시선으로 보는 이들이 많았기 때문이다.

의학은 해를 거듭할수록 눈부시게 발전하지만 대부분의 성인병은 아직도 치료법이 없다. 단지 증상을 조절할 뿐이다. 그나마도 상당수는 효과가 입증되지 않았거나 반복적으로 뒤바뀐다. 만성통증도 마찬가지다. 만성통증은 뇌를 포함한 인간의 몸 전체를 생각하지 않으면 절대로 이해할 수 없다. 지금까지 받아들여지고 있는 분류나 이론도 부분적으로는 맞을지 모르지만 전체적으로는 많은 변화가 필요하다.

질병은 전반적인 변화 안에서 재구성되어야 한다. 이 변화는 이제 지구를 한 바퀴 돌아 아시아로 오고 있다. 의학의 시계바늘이 다시 돌아온 것이다. 동양에서 의학은 물질문명을 바탕에 두고 정신문화를 수용하며 두 체계를 아우르는 새로운 출발을 준비해야 한다. 1500년대 베살리우스가 공부를 마치고 돌아와 다시 허준의 생각을 공유해야 하는 시점이다.

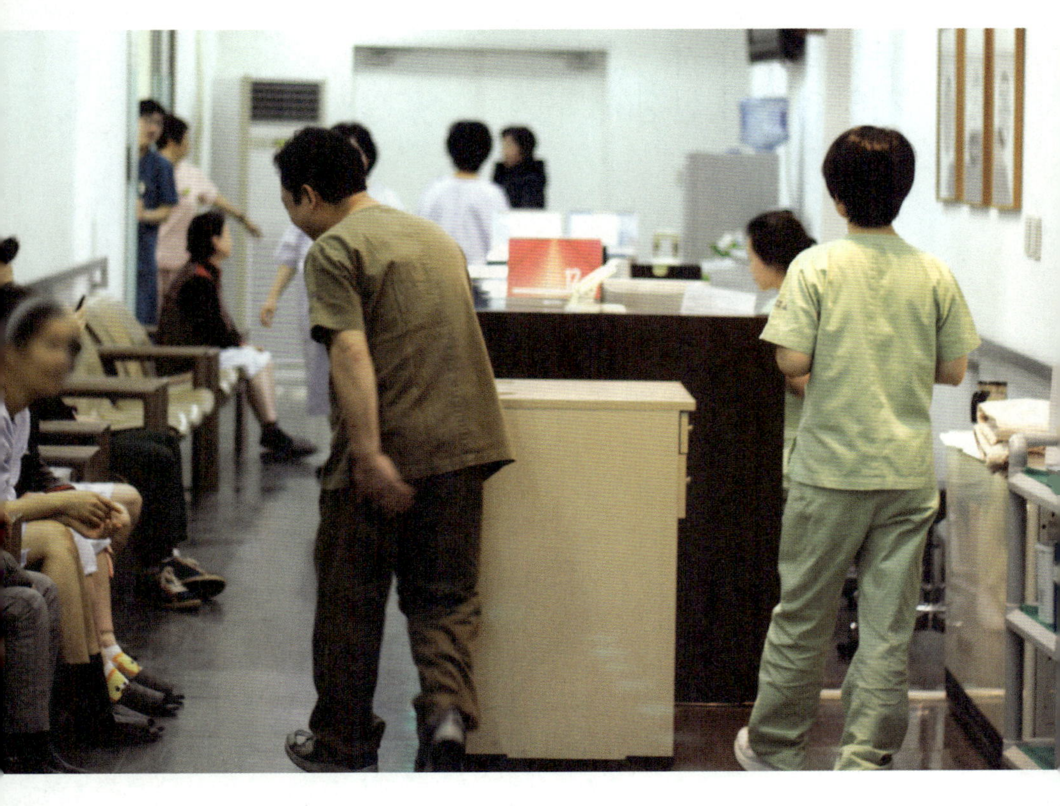

안녕하세요 통증박사 안강입니다

동양의학의 기氣,
서양의학의 신경神經

내가 처음에 통증 치료를 시작할 때만 해도 환자를 진단할 때 결정적인 역할을 하는 것은 엑스레이였다. 엑스레이 결과를 보고 정상인지 아닌지 판단하고, 정상이면 병이 없는 것으로 진단했다. 그래도 환자가 계속 아프다고 하면 우울증 쪽으로 진단하는 것이 일반적이었다. 겉으로 보기에 멀쩡한데도 환자가 지속적으로 고통을 호소하면 의사로서도 어쩔 도리가 없었다. 의사에게 가장 중요한 일은 환자의 병을 고치고, 죽어가는 환자를 살리는 것이었다. 그러다 보니 삶의 질까지 신경 쓸 겨를이 없었다.

나는 의사 시험을 보고 난 뒤 곧바로 중국으로 건너갔다. 그때는 왜 그랬는지, 통증을 배우려면 중국에 가야 한다는 생각뿐이었다. 하지만 중국에서 이루어지는 치료법들이 단순한 자극에 지나지 않는다는 사실을 알게 되기까지는 그리 오래 걸리지 않았다. 물론 단순 자극이 효과적일 때도 있지만, 질병에 따른 편차가 너무 크다는 것이 문제였다.

한방 이론을 접하자 오히려 더 혼란스러웠다. 과학을 공부한 입장에서 한방 이론을 이해하기란 쉽지 않았다. 게다가 한방을 이해한다는 사람들조차 항상 의견이 갈리며 무엇이 진리인지 몰라 헤매는 듯한 느낌이 들었다. 서양의학은 아는 것이 많을수록 주어진 문제를 잘 풀 수 있는 데 반해 동양의학은 딱 떨어지는 답이 없었다. 더 이해할 수 없는 것은 같은 단어나 문장이라도 해석이 제각각 다르다는 점이었다. 이래서는 절대 원하는 것을 얻을 수 없다고 판단하고는 실망만 안고 돌아왔다.

그런데 나이가 들고 경험이 쌓이면서 나의 생각도 조금 달라졌다. 큰 틀에서 보면 서양의학과 동양의학이 맥락을 같이한다는 사실을 깨닫게 된 것이다. 만성질환의 경우 동양의학에서는 기氣와 혈血의 개념으로 설명할 수 있는데, 기는 눈에 보이지 않는 것이고, 혈은 눈에 보이는 것이다. 이것은 무엇을 의미할까. 기를 전기적인 흐름이라고 생각해보자. 우리 신경계는 전기적인 흐름에 의해 끊임없이 소통한다. 이러한 흐름이 원활하지 않는 상태를 '기가 막혔다'라고 한다면 매우 적절한 표현인 셈이다.

이에 비해 혈을 눈에 보이는 것이라고 한다면, 이것은 대사에 필요한 혈액, 림프액, 뇌척수액, 신경분비물질 등에 견주어볼 수 있다. 물론 당시에는 이런 것들에 대해 몰랐겠지만, 적어도 눈에 보이지 않는 것이 눈에 보이는 우리 몸을 변화시킨다는 것 그리고 안 보이는 흐름과 보이는 것들이 서로 불가분의 관계라는 것을 알고 있었던 것처럼 보일 때가 많다.

기가 막히면 혈의 흐름도 좋아지지 않는다. 다시 말해 혈의 흐름이 좋지 않다는 눈에 보이는 현상을 통해 눈에 보이지 않는 기가 막혀 있음을 짐작할 수 있다. 물론 내가 생각하는 기와 혈이 동양의학에서 말하는 기와 혈의 개념이 아닐 수 있다. 하지만 넓은 의미의 개념에서 접근하자면 분명 상통하는 부분이 있다.

우리 몸은 신경이 지배한다. 하버드대학교 의학부의 생리학자 케논Walter Bradford Cannon은 신경이 손상되면 신경이 지배하는 영역의 조직이 움츠러든다고 밝혔다. 그리고 이 같은 현상은 손상이 발생한 곳에서 가장 강하게 나타난다고 했다.

더 쉽게 설명해보자. 만일 우리 몸이 군대라고 한다면 사단장이 내리는 명령이 말단 초소병에게까지 빠르고 정확하게 전달되어야 하는데, 중대장이 이를 무시해서 전달하지 않으면 난리가 난다. 반대로 초소병이 중요한 문제를 발견하고 상급자에게 보고했는데, 중간에 중대장이 어물쩍 넘어가는 바람에 사단장에게까지 제대로 전달되지 않아 문제가 발생하기도 한다. 이때 문제가 된 중대장은 자신의 잘못을 숨길 수 없다. 지레 놀라고 흥분되어 움츠러들기 때문이다.

신경은 정보 전달 체계이고, 뭔가가 원인이 되어 이러한 정보 전달 체계가 깨지면 병이 생긴다. 정보 전달이 잘 되지 않는 부분은 손상이 생기면 쉽게 회복되지 않고, 염증이 생겨도 잘 조절되지 않는다. 혈류가 충분히 흐르지 않아 시리고 뭉치며, 조금만 사용해도 힘이 빠지거나 통증이 발생하기도 한다. 이때 환자의 증상을 세심하게 듣고 움츠러든 조직을 찾아내면 정확하게 어느 위치에서 문제가 시작되었는지 알 수 있다.

하지만 환자의 몸을 일일이 손으로 만져 문제를 발견해내기까지는 정말 많은 경험이 필요하다. 근전도나 신경전도 같은 기계적인 방법으로 검사를 하기도 하지만, 이 같은 문제가 기계적으로 감지될 정도라면 이미 심각한 장애가 진행되었다고 봐야 한다. 그래서 나는 기계를 쓰지 않는 나의 진단이나 치료 방식을 객관화함으로써 조금이라도 빨리, 더 많은 환자의 병을 알아채고 치료하기 위해 심혈을 기울이고 있다.

살짝 깨물었는데
죽을 것처럼
아프다면?

흔히 자식 사랑을 빗대 '열 손가락 깨물어서 안 아픈 손가락 없다'고 한다. 통증 치료를 하는 의사 입장에서는 이 말이 굉장히 중요한 다른 의미로 받아들여진다. 깨물어서 안 아픈 손가락이 있거나, 살짝 깨물었는데도 죽을 것처럼 아프거나, 끊어지도록 세게 깨물었는데도 안 아프다면 뭔가 몸에 중대한 문제가 생겼다는 뜻이기 때문이다.

예를 들어 오른손 검지가 아프면, 손가락에 있는 센서가 뇌에 신호를 보낸다. '내가 지금 아프다'는 신호가 뇌에 전달되면 뇌는 바로 오른손 검지에 신경을 쓴다. 들여다보고, 만져보고, 우리 몸에 지시를 내려 통증을 유발하는 원인을 제거한다. 그런데 손가락과 뇌가 주고받는 대화가 제대로 이루어지지 않으면 손가락은 점점 더 아파진다. 통증의 원인이 제거되지 않았으니 아픈 것도 낫지 않고, 사소한 자극에도 많이 아파하고, 결국 인접한 손가락, 나아가 손 전체에 통증이 찾아온다. 손가락 하나를 깨물면 깨물린 손가락 하나만 물린 강도만큼 아파야 하는데, 소통이 차단되면서 이상 현상이 발생하는 것이다.

이런 현상은 정치, 사회, 가족 내에서도 비슷하게 벌어진다. 2007년, 버지니아 공대 총기 난사 사건이 세계적인 충격을 불러일으킨 적이 있었다. 한 학생이 강의실에서 무차별하게 총격을 가해 학생과 교직원 등 32명이 목숨을 잃은 엄청난 사건이었는데, 이 학생이 한국계라서 우리나라에는 더욱 충격적인 뉴스였다. 사건을 일으킨 학생의 주변 사람들은 조용하고 평범한 학생이 왜 이런 일을 벌였는지 모르겠다고 했다. 그는 겉보기에는 아무 문제가 없는 멀쩡한 학생이었다.

하지만 우리는 그 청년이 오랫동안 많이 힘들었을 것이라는 사실을 짐작할 수 있다. 그는 분명 사건을 일으키기 전에 가족이나 친구들에게 자신이 아프다는 신호를 보냈을 것이다. 하지만 그의 가족이나 친구들은 그 신호를 대수롭지 않게 여겨 지나쳐버렸을 것이고, 결국 그는 시작은 사소했던 문제로 인해 엄청난 일을 벌인 것이다.

사람의 몸이건 사람 사이의 관계건 소통이 단절되면 통증이 오고 병이 생긴다. 특히 가정에 성장기 자녀가 있다면 항상 관심을 기울여 관찰하며 소통하기 위해 노력해야 한다. 소통과 교감이 제대로 이루어지지 않으면 부모가 자녀를 더 아프게 만들 수도 있기 때문이다. 부모 자식 관계처럼 자신이 사랑하고 의지하는 사람과 교감할 수 없으면 고통은 배가된다. 자녀가 작은 자극에도 크게 놀라며 아파한다거나, 심지어 아무런 자극이 없는데도 아파한다면 분명 소통에 문제가 있다고 봐야 한다. 깨물지 않으면 아프지 않아야 하고, 깨물면 꼭 그만큼만 아파야 하는데, 살짝 깨물었는데도 심하게 아파하고, 어떤 경우에는 깨물지 않았는데도 아파한다면 자녀가 느끼는 통증의 원인을 찾는 데 집중해야 한다.

그런데 통증은 지극히 개인적인 감각이라 부모나 의사도 당사자의 고통이 어느 정도인지 짐작하기 어렵다. 때문에 부모나 의사가 자녀나 환자의 아픔을 눈치채지 못하고, 적절하게 대응하지 못하면 아픔은 점점 커진다. 문제가 생겼을 때는 원인이 무엇인지 정확하게 파악하고 적절하게 대응해야 일이 커지는 것을 막을 수 있다.

나도 많이 아파보기 전에는 환자들이 통증을 호소할 때 '이 정도도 못 참아?' '엄살이 심하네!' 하고 생각한 적이 있었다. 암에 걸려보지 않은 의사가 암 환자를 치료할 때 그 고통을 충분히 이해할 수 없는 것처럼, 나 역시 직접 통증을 겪어보지 않았을 때는 머리로만 이해할 뿐 그들의 고통에 대한 공감 능력이 부족했다.

그러던 어느 날, 내게도 갑자기 통증이 찾아왔다. 무리한 업무와 스트레스 때문에 몸의 오른쪽 전체에 통증이 오기 시작한 것이다. 머리부터 발끝까지 정확하게 몸의 절반에 끝없는 통증이 밀려왔다. 팔을 들어 올릴 수도 없고, 걸을 수도 없고, 심지어 반듯하게 누워서 자는 것도 어려웠다. 이러다 어떻게 되는 게 아닌가 싶은 생각이 들었지만, 무엇보다 견디기 어려운 것은 통증 그 자체였다. 통증은 생각을 마비시킨다. 그저 통증에 사로잡혀 고통스러워하는 일 외에는 아무것도 할 수 없게 만든다.

나는 굳은 결심을 하고 운동을 시작했다. 통증으로 온몸에 땀이 쏟아졌지만 끝없이 체조를 반복하고 날마다 몇 시간씩 걸었다. 자연을 거슬러 몸을 함부로 써서 생긴 병이라면 자연에 순응함으로써 고쳐보겠다는 생각에서였다.

통증이 있을 때는 왜 그렇게 되었는지를 생각하면 해결 방법을 찾을 수 있다. 하지만 통증의 근본적인 원인을 찾지 않고, 당장의 통증을 달래기 위해 뼈주사를 놓는다거나 수술을 하면 오히려 근본적인 치료를 방해한다. 당장의 통증은 급한 대로 해결할 수 있을지 모르지만 그 같은 처치가 5년 후, 10년 후에 도움이 될지는 의문이다.

무릎관절이 아파서 항염 주사를 맞으면 순간적인 통증에서는 벗어날 수 있다. 하지만 뼈주사를 놔서 통증을 완화하는 것은 일시적으로 뇌를 속이는 것에 불과하다. 이후 그 무릎은 훨씬 더 빨리 퇴화된다. 허리가 흔들려서 수술로 고정하면 당장은 좋은 것 같지만 이 역시 빠르게 퇴화를 겪고 오래지 않아 고정된 윗부분의 척추가 다시 흔들린다. 이런 치료법은 오히려 뼈를 약하게 만드는 작용을 하기 때문에 환자에게 독을 처방하는 것이나 다름없다. 자연을 거슬러서 병이 생겼는데, 그 각을 더 틀어지게 하는 치료를 했으니 문제가 커지는 것은 당연한 결과다.

나는 통증을 다스리는 데 가장 중요한 것이 운동이라고 생각한다. 아프다고 가만히 쉬면서 보호만 한다면 몸은 점점 나빠질 뿐이다. 당장은 고통스럽더라도 운동을 해서 자세를 만들어야 한다.

신경은 훈련을 통해 적응한다. 죽은 부분이 있더라도 훈련하여 남은 부분을 활용하면 반드시 적응 반응을 보여준다. 내 몸이 그것을 증명했다. 지금도 내 몸의 절반을 사로잡았던 통증은 완전히 사라지지 않았지만 이제 거기에 적응해 큰 불편 없이 살고 있다. 그리고 덕분에 환자의 고통도 더 이해할 수 있게 되었다.

나는 모든 환자에게 좋은 자세를 만들기 위한 운동과 걷는 법을 가르친다. 이와 더불어 식단을 자연식으로 바꾸게 하는데, 대부분의 환자가 놀랄 만큼 좋아진다. 하지만 이 치료에서 내가 하는 일은 5퍼센트도 채 되지 않는다. 나머지는 모두 자연이 하는 것이다. 자연을 알고 자연의 뜻을 읽을 수 있으면 병을 치료하기가 한결 쉬워질뿐더러 병이 생기는 것도 미리 막을 수 있다.

좀 돌아가도
결국은 더 빠른 길로
가시지요

환자 중에 매실로 유명한 광양 청매실농원의 홍쌍리 여사가 있다. 홍 여사는 몇 년 전, 매실농원에서 일하던 중 허리를 다쳐서 나를 찾아왔는데, 이분의 자연과 더불어 살아가는 모습과 유기농 농업에 대한 소신, 시골 아낙답지 않게 강단 있는 성품에 큰 감명을 받았다.

자연의 아름다움을 마음으로 느끼고 그것과 조화롭게 살아가는 홍 여사의 모습은 정말 아름다웠다. 그런데 문제는 바로 거기 있었다. 자연과 소통하며 더불어 사는 것까진 좋았는데, 철저한 유기농 농법으로 농사를 지으려니 고생이 이만저만이 아니었던 것이다. 말이 쉬워 유기농이지, 그분의 손과 발을 보면 그게 얼마나 힘든 일인지 금방 느낄 수 있다. 아름다운 얼굴은 검게 그을려 있고, 손은 머슴의 손보다 더 두꺼우며 발바닥은 도저히 여성의 발이라고 봐줄 수 없는 지경이었다.

실제로도 그분의 현실은 고통의 연속이다. 화학비료와 농약을 전혀 쓰지 않고 큰 농장을 관리하기란 불가능에 가까운 일이다. 모든 일을 일일이 손으로 해야 하기 때문에 꼭두새벽부터 해가 다 기운 저녁까지, 하루 종일 한시도 쉬지 않고 밭에서 일을 해야 한다. 눈 한 번 질끈 감고 농약 한 번 뿌리면 훨씬 편해지겠지만 그분은 차마 그렇게 하지 못한다. "육신의 불편은 참을 수 있지만 마음이 불편한 것은 절대 참을 수 없다"는 것이 그분의 이야기다. 해마다 봄이면 영상 뉴스에서 보던 아름다운 매실 꽃과 유기농 매실은 바로 그분의 눈물이었다.

홍쌍리 여사가 맨 처음 나를 찾아왔을 때 그분의 허리는 정말 심각한 상태였다. 누가 봐도 당장 수술을 권할 만큼 엉망이었다.

나는 그분께 물었다.

"주사를 맞으면 급한 통증은 완화할 수 있습니다. 하지만 그래봤자 얼마나 가겠습니까. 바로 눈앞의 치료를 하시려거든 다른 의사를 만나보시는 게 좋을 겁니다. 제 치료는 좀 멀리 돌아가는 경향이 있거든요. 좀 돌아가더라도 근본적인 치료를 하는 것이 더 빠른 길입니다. 좀 돌아가도 괜찮다면 저와 함께 몇 달 해보시지요."

내가 하는 치료 중 가장 중요한 부분은 걸음걸이와 자세다. 나는 그분에게 어떻게 걸어야 하는지, 어떤 자세를 취해야 하는지를 3개월에 걸쳐 일일이 가르치고 연습시켰다. 물론 이 과정은 쉽지 않다. 멀쩡한 사람도 걸음걸이와 자세를 바꾸려면 힘이 드는데, 이미 극심한 통증을 안고 있는 환자에게야 말할 것도 없다.

나는 치료에 있어 속칭 '뼈주사'라고 하는 스테로이드 주사를 거의 쓰지 않는다. 스테로이드는 염증을 강제로 막아 주사를 맞은 즉시 통증이 줄어들고, 한두 달 정도 통증을 저하시키긴 하지만 결국에는 조직의 재생을 막아 퇴화의 주범이 되는 경우가 많다.

그래서 내 치료를 받은 환자들을 짧게는 며칠, 길게는 3주 정도 치료 전처럼 통증을 호소한다. 이 기간 동안은 재생에 필요한 염증이 존재하며 운동으로 재생을 촉진시키도록 유도하는 것이다. 그래서 좀 돌아가는 치료라고 말씀드린 것이다.

다행히 그분은 나의 치료법을 잘 받아들이고 성실하게 따라주었다. 그러면서 차츰 통증이 완화되고 몸이 조금씩 달라지고 있음을 실감했다. "덜컥 수술부터 했으면 어쩔 뻔했어요!" 하며 근본 치료를 해야만 병을 고칠 수 있음을 알게 되었다고 말했다.

물론 환자에 따라 수술 같은 극단적인 선택을 해야 하는 순간도 있다. 하지만 수술은 내게 항상 죄의식을 불러일으킨다. 일단 환자를 맡았다면 더 좋은 보존적 치료를 찾아냈어야 한다는 생각이 머릿속에서 떠나지 않는다. 내가 항상 환자들에게 평소 규칙적인 운동을 하고 걸음걸이를 비롯한 생활 자세를 바로잡아 통증을 이겨야 한다고 조언하는 것도 이 때문이다. 치료가 아무리 급하다고 해도 결과적으로 몸에 해로운 치료를 선택하지 않기를 바라는 마음이다.

홍쌍리 여사가 치료를 받은 뒤, 해마다 5월이면 우리 병원에 청매실농원의 매실이 배달되어 온다. 그럴 때마다 정말 몸 둘 바를 모르겠다. 그것이 돈만 있으면 어디서나 사 먹을 수 있는 매실이 아니라 고통 속에 피어나는 아름다운 열매인 줄을 아는 까닭이다.

첨단 의학은
사람의 몸에 대해
얼마나 알고 있는가

제주도에서 공중보건장학의로 근무할 때 있었던 일이다.

한 여성이 팬티만 입고 코트를 걸친 채 응급실로 달려왔다. 그녀는 처음에 왼쪽 아랫배가 못 견디게 아파서 우리 병원 바로 옆에 있는 병원으로 달려갔다고 했다. 의사는 맹장염이 의심된다며 그녀를 외과로 보냈다. 그런데 외과 의사는 맹장염이 아니라면서 그녀를 다시 내과로 보냈다. 내과에서는 초음파와 CT 검사를 했는데 아무런 이상이 발견되지 않았다. 내과에서는 환자를 다시 산부인과로 보냈다. 산부인과 또한 여러 검사를 실시했지만 특별한 이상을 발견하지 못했다. 그러고는 다시 맹장염을 의심하여 외과로 보냈다.

환자는 아프다고 하지, 맹장염은 아닌 것 같지, 외과 의사는 어떻게 해야 할지 모르는 상황에서 수술을 결정했다. 외과 의사로서는 당연한 선택이었다. 그녀는 수술 대기실에서 우연히 의사들이 나누는 애기를 듣게 되었다.

“아무리 생각해도 맹장염은 아닌데…….”

그 말을 듣고 그녀는 화들짝 놀라서 수술을 거부하고 병원을 뛰쳐나왔다. 너무 놀란 나머지 옷을 챙겨 입을 겨를도 없었다. 그녀는 다시 아픈 배를 부여잡고 근처에 있는 내가 근무하는 병원에 온 것이었다. 응급실 인턴은 설명을 듣고 난 뒤 다른 과에 연락하지 않고 곧바로 나를 불렀다. 통증이 문제이니 통증 전문의에게 보이자는 판단이었다. 나는 여성의 통증이 척추와 골반에서 다리로 내려오는 근육의 압통임을 금세 알아챘다. 맹장은 물론, 다른 어떤 질환과도 아무런 상관이 없는 통증이었다. 압통점에 국소마취제를 투여하는 것만으로도 환자는 금방 평온을 되찾았다.

사실 이는 해부학적 지식만 있다면 진단하기 어려운 병도 아니다. 그녀가 진료를 받은 병원은 제주도에서 실력 있는 의사들이 모인 것으로 정평이 난 곳이었다. 당시에는 제주도에 대학 병원이 없어서 그 병원이 그런 역할을 대신하고 있었다. 대학교수들을 초빙해 진료하고, 진료 시간을 줄여 의사들이 충분히 연구할 수 있도록 지원했다.

그 병원의 의사들은 단순한 전문의가 아닌 분과 전문의*이고 모두 믿을 만한 실력을 가진 분들이었는데도 그처럼 간단한 진단에 실패한 것이다.

이 같은 사례가 단지 그 병원만의 문제는 아니다. 전 세계 어느

---

* 분과 전문의 : 전문의 중에서도 특정 부분을 더 공부한 전문가 중의 전문가.

병원에서나 흔히 일어날 수 있는 일이다. 환자들이 들으면 기함을 할 노릇이지만 오진은 나를 포함한 어느 의사에게서나 나타나는 공통적인 현상이고, 실제로 너무 흔한 일이다.

오진이라니! 그것도 어디서나 흔히 벌어지는 일이라니 의학이 첨단 과학이라고 믿는 환자들로서는 절대 이해할 수 없는 일이다.

물론 사람이 하는 일은 언제나 실수가 있을 수 있다. 그러나 실수에 앞서 좀 더 근본적인 문제가 있으니, 의학이 첨단 과학임은 은 분명하지만 사람에 대해서는 첨단이라 할 만큼 깊이 알지 못한다는 사실이다. 과학이 아무리 발전한다고 해도 사람의 몸을 속속들이 알 수 있는 시대는 절대로 오지 않을 것이다. 더구나 지금처럼 사람의 몸과 정신, 몸속의 여러 기관을 토막토막 잘라서 진단하는 방식에서는 절대 오류를 벗어날 수 없다.

사용하지 않는 것은 퇴화한다

영국 퀸스대학교는 1997년, 섹스할 때 오르가슴을 느끼는 사람은 그렇지 않은 사람보다 장수한다는 연구 결과를 발표했다. 또 2001년에는 일주일에 3회 이상 건강한 섹스를 하는 사람은 심장병 발병률이 절반 이하로 떨어진다는 연구 결과를 발표했다. 이외에도 섹스가 면역 체계를 상승시킨다거나, 만성통증과 우울증에 효과적이며, 전립선암의 유병률을 감소시키는 등 여러 효과가 있음을 보고하는 다양한 논문이 발표되었다.

어떤 사람들은 섹스를 운동으로 여겨 격렬한 운동이 건강 증진에 도움이 된다고 해석한다. 자위행위마저 건강에 도움이 된다는 연구 결과가 있으니, 섹스가 건강에 미치는 영향에 대해서는 좀 더 폭넓은 시각이 필요할 듯하다.

나는 여기에 '사용하지 않으면 퇴화한다'는 너무나 당연한 논리를 좀 더 적극적으로 적용해야 한다고 주장한다. 신경에서 퇴화란 적절한 소통의 기능을 잃어버린다는 뜻이다. 신경은 우리 몸이 끊임없이 변화하는 인체 내외부의 환경에 적응하도록 보이지 않는 작은 부분에서도 적절한 정보를 전달받고, 그에 대한 반응이나 반사를 해서 우리 몸을 최적의 상태로 유지하는 기능을 한다. 그런데 어떤 이유로 자극과 반사가 저해되면 신경은 퇴화하기 시작하고, 인체 스스로 조절해야 하는 염증을 조절하지 못하는 현상이 발생한다.

신경의 퇴화는 '쓰지 않아서 망가지는 것'이 가장 중요한 원인이다. 나이가 들면서 허리가 굽으면 팔의 운동 범위가 줄어든다. 또한 다리의 걸음걸이가 불안정하고 앞으로 굽어서 걷기나 가능하지, 운동은 어려워진다. 그러면 움직이지 않는 범위만큼 뇌는 퇴화하고 몸은 점점 더 굽는 악순환이 일어난다.

세상 만물에는 생로병사가 있듯이 사람의 몸에도 생로병사가 있다. 사람은 허리가 굽은 상태로 태어나 기어 다니다가 허리를 펴고 걷게 되고, 나이가 들면 다시 허리를 구부리고 걷다가 결국 흙으로 돌아간다. 생로병사는 신경계뿐 아이라 순환계, 호흡계, 소화계, 면역계, 내분비계, 외피계, 근골격계, 생식계, 비뇨기계에 두루 나타난다. 이중 신경계가 가장 먼저 퇴화한다. 신경은 이미 청소년기 이전에 성장을 끝낸다. 인체가 성장하는 순간에도 신경은 이미 퇴화하는 것이다.

동물은 대뇌가 발달할수록 직립에 가까워지고 반대의 경우 네 발로 기어 다닌다. 그래서 뇌의 퇴화는 허리의 굽는 정도에 비례한다. 이 사실은 곧 허리를 바르게 펴고 걷는 것만으로도 뇌의 퇴화를 줄일 수 있다는 뜻으로 해석할 수도 있다.

섹스와 자전거 타기 등은 기어 다닐 때 쓰는 근육에 대한 운동이다. 물론 허리를 곧게 펴고 걸을 때 쓰는 근육도 중요하다. 골반을 들어 올리는 근육_{대표적인 것인 중둔근} 이 약해지면 넘어지지 않기 위해 골반의 움직임을 최소화하며 허리를 굽히고 걷게 된다. 허리가 굽으면 골반의 움직임은 더욱 감소하며, 이에 따라 척추 주위의 관절과 근육의 움직임도 저하된다.

골반이 적절히 움직이려면 기어 다니거나 허리를 완전히 펴고 걸어야 한다. 어정쩡하게 허리를 굽히고 다니면 골반은 거의 움직이지 않는다. 걸을 때 골반을 최대한 움직이는 건강한 걸음걸이로는 노르딕 워킹과 마사이 워킹이 대표적이다.

노르딕 워킹은 보폭을 어깨너비 정도로 크게 벌리고 앞으로 내민 발의 반대쪽으로 어깨를 젖히면서 걷는 것이고, 마사이 워킹은 발 뒤꿈치에서 엄지발가락까지를 바닥에 최대한 밀착시키면서 걷는 운동이다. 보통 이 두 가지 운동을 함께 시행하는 것이 좋다_{바르게 걷는 법에 대해서는 뒤에서 자세히 다루도록 하겠다.}

대규모로 진행한 연구에서는 척추협착증이나 디스크탈출증의 경우 적극적인 운동이 척추 수술에 뒤지지 않는 결과를 보였다고 보고한 바 있다. 골반이 엇갈려 움직이면서 척추의 적절한 움직임을 만들어내고, 이는 신경 반사를 일으켜 퇴화된 신경의 정상화를 유도한다.

사람의 몸은 자동차처럼 관리만 잘하면 오래 쓸 수 있다. 실제 나이와 생물학적 건강을 기준으로 하는 나이가 20년 이상 차이 나는 것은 흔한 일이다. 평소 몸 관리를 어떻게 하느냐에 따라 건강 수준은 천지 차이가 된다. 하지만 문제가 생겼을 때, 자동차는 문제가 생긴 부속을 갈아주면 다시 새것처럼 쌩쌩 돌아가지만 사람은 오히려 큰 후유증을 겪게 된다. 반면에 사람에게는 손상된 부위를 스스로 복구하는 힘이 있다. 사람이 만든 자동차는 절대 따라올 수 없는 힘, 바로 자연의 힘이다.

MRI를 믿을 것인가,
환자의 통증을
믿을 것인가

사람의 몸을 나무라고 생각해보자. 사람의 몸은 뿌리에 해당하는 뇌, 줄기에 해당하는 척수신경 그리고 가지에 해당하는 말초신경으로 구성되어 있다. 뿌리의 일부가 죽으면 그 뿌리의 영향을 받던 많은 가지들이 꽃을 피우지 못하거나 줄기나 가지가 잘 자라지 못한다. 나무의 줄기나 가지가 손상되면 그쪽을 통해 영양을 공급받던 작은 가지나 잎이 마르는 것과 마찬가지다.

사람의 한쪽 뇌에 변화가 생기면 그 뇌의 지배를 받는 몸의 반대쪽 절반에 그에 해당하는 변화가 찾아온다. 사람의 뇌 아래쪽에 있는 척수신경이 서로 반대쪽으로 연결되어 있기 때문에 한쪽 뇌에 병이 들면 반대쪽 몸에 이상이 나타난다. 중풍이 왔을 때 한쪽 몸에 마비가 오는 것을 생각하면 쉽게 이해할 수 있다.

신경이 손상되면 근육이 위축되고 마비가 온다. 예를 들어 허리에 있는 5번 요추 신경이 손상되면 다리 바깥쪽이 아프고, 발목이나 엄지발가락의 힘이 약해져서 걸을 때 적절히 지지해주지 못하기 때문에 절뚝거리게 된다. 이렇게 눈에 띄는 문제가 생기면 금방 알아차리지만 걷는 것에 큰 문제가 없으면 문제를 감지하기 어려울 수 있다. 하지만 주의 깊게 관찰하면 걷는 힘이 전보다 약해졌거나, 오래 걸으면 절뚝거리거나, 절뚝거리지는 않아도 엄지발가락에 통증이 오는 경우가 많다. 이때 척추에서 이상이 발견되면 디스크탈출증 같은 진단이 붙는다. 그러나 엑스레이나 MRI 촬영 결과 별다른 이상이 발견되지 않으면 환자의 통증은 미스터리로 남는다.

여기서 우리가 알아야 할 중요한 사실이 있다. 디스크탈출증이나 척추협착증은 사진 판독 결과와 환자의 증상이 비례하지 않는다는 것이다. 척추협착증이나 디스크탈출증 증상이 매우 심한데도 사진으로는 정상인 경우가 많고, 반대로 사진만 봐서는 아무 이상이 없는데도 환자는 극심한 통증이나 힘이 빠지는 증상을 호소하기도 한다.

이때 주의할 점은 사진상 이상이 없다고 해서 환자의 증상이 엄살이나 꾀병이라고 생각해서는 안 된다는 것이다. 실제로 촬영 결과는 정상인데 통증에 시달리는 환자의 몸을 손으로 만지면서 하나하나 체크해 보면 대부분 아픈 부위를 따라 근육이 긴장되어 있고, 피부가 두꺼워져 있고, 힘줄이나 신경이 긴장되어 있는 등 공통적인 이상을 발견할 수 있다. 적어도 아픈 부위의 피부를 손끝으로 집거나 근육을 누르면 아프지 않은 쪽보다 긴장되고 환자가 강한 통증을 느끼는 것을 알 수 있다. 따라서 MRI나 근전도, 혈액검사를 포함한 어떠한 검사도 이런 식의 이학적 검사*를 바탕으로 이루어지지 않으면 위험하다.

뿌리에 문제가 있으면 나무 전체에 문제가 생긴다. 줄기에 문제가 있으면 이보다는 병변이 작아서 몇몇 가지에 문제가 생긴다. 가지에 문제가 생기면 그보다 더 작은 가지와 잎의 일부가 병들기 때문에 문제는 더 간단하다.

따라서 의사가 환자를 진단할 때는 최대한 넓고 깊게 관찰해야 한다. 환자가 아프다고 하는 부분만 보면 정확한 진단을 내리기 어렵다. 가까이에서 잎만 보면 병든 것도 있고 건강한 것도 있어서 병의 유무를 정확히 파악할 수 없다. 시야를 넓혀 가지나 줄기까지 살펴보면 병을 좀 더 정확하게 알 수 있고, 땅속 뿌리까지 살펴볼 수 있다면 가장 정확한 진단을 내릴 수 있다. 나아가 숲 전체를 볼 수 있다면 병의 흐름까지 파악할 수 있을 것이다.

같은 증상이 있다 하더라도 어디를 보느냐에 따라 병이라는 진단을 내리기도 하고, 병이 아니니 신경 쓰지 말고 그냥 좀 쉬라는 처방을 내리기도 한다. 고정관념에 얽매이지 않고 환자를 좀 더 정확하게 관찰하고 신중하게 진단하려는 태도가 없다면 오진의 가능성

---

* 이학적 검사 : 시진, 촉진, 문진 등의 진찰 소견. 의사가 환자의 몸을 직접 만지면서 환자의 반응과 피부와 근육의 촉감 등을 확인하는 것이 중요한 요소로 작용한다.

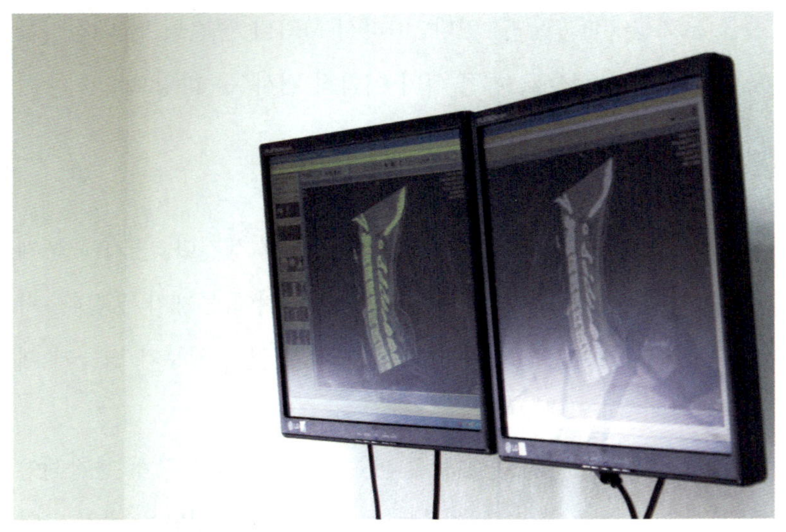

은 언제나 존재한다. 그리고 그 때문에 환자는 말 못할 이중고를 겪는다. 서양의학은 눈에 보이는 것을 중요하게 여기고 그것을 바탕으로 환자를 치료하지만, 눈에 보이는 것에는 항상 오류가 있을 수 있음을 잊어서는 안 된다.

무병장수는
타고나는 것이 아니라
만들어지는 것

나는 고등학교와 대학교 입학 자격을 모두 검정고시로 따냈다. 중학교 때는 건강이 너무 나빠서 중퇴했고, 고등학교 때는 학업을 계속할 수 없을 만큼 가정 형편이 좋지 않았다. 내가 어려운 여건 속에서도 포기하지 않고 공부해서 의과대학에 합격하자 아버지도 힘을 내서 다시 한 번 재기를 꿈꾸었고, 보란 듯이 일어섰다.

의과대학생 시절, 나는 급작스럽게 넉넉해진 살림살이 덕에 시쳇말로 '오렌지족'으로 살았다. 노는 데 정신이 팔려 공부도 뒷전이었다. 돈의 여유가 생기니 마음이 흐트러진 것이다. 결국 여러 번 유급을 당해 궁지에 몰렸다.

세 번째 유급을 당하자 부모님은 결혼을 시켜서라도 마음을 잡게 해야겠다며 선을 보게 했다. 맞선 자리에서 처음 만난 아내는 얼굴도 예쁘고 키도 큰 데다 보기 드문 글래머였다. 아버지는 첫눈에 아내를 마음에 들어 하셨다. "사람도 저만하면 됐고, 엉덩이가 큰 걸

보니 애도 잘 낳겠다"며 결혼을 서두르셨다. 아버지의 안목이 들어맞았는지 아내는 아이를 넷이나 낳아 잘 키워주고 있다.

결혼하고 오래지 않아 아이를 가지고 안정된 생활을 이어갔지만, 정작 내가 정신을 차리게 된 건 아버지의 폐암 선고 때문이었다. 나는 그제서야 이러다 큰일 나겠다 싶어서 공부에 매진하기 시작했다. 아들이 의학 공부를 하고 있는데, 아버지를 허망하게 보낼 수는 없다고 생각했다. 그래서 본과 3학년 겨울방학 때 절로 들어갔지만 의욕만 앞설 뿐 공부를 어떻게 시작해야 할지 막막했다. 하도 공부를 하지 않고 놀다 보니 머리가 굳어버린 것 같았다. 게다가 나는 책을 소설처럼 읽고 내용을 요약하며 공부하는 습관이 있었다. 이해가 되지 않으면 절대로 외우지 못하는 습성 때문이었다. 하지만 그런 방법으로는 의과대학의 엄청난 공부 양을 소화하기 어려웠다.

중학교 1학년 때 지능검사를 했을 때 내 IQ는 100이 채 안 되었다. 그러다 검정고시를 보기 위해 많은 공부를 했던 고등학교 1학년 때는 IQ가 150 가까이 되었다. 그러던 것이 대학 와서 팽팽 놀다 보니 중학교 때 지능으로 되돌아간 느낌이었다.

절에서 한 달 동안 잠만 자고 고민만 하다가 다시 짐을 꾸려 서울로 돌아왔다. 그러고는 어릴 때 하던 연상법을 이용해 책을 하나하나 외워나가기 시작했다. 하루하루 공부한 것을 머릿속 슬라이드에 새겨 넣고 필요할 때마다 차례로 넘겨보는 방법을 만들어냈다. 이때 나를 도와준 사람이 김주용이라는 후배였는데. 이 친구는 의과대학 전 과정을 머릿속으로 잘 소화해낸 몇 안 되는 재원이었다. 지금도 이 후배 아니었으면 의사가 되지 못했을 수도 있다고 생각한다. 그는 나에게 공부하는 머리를 일깨우는 촉매 역할을 해주었다. 얼마간의 시간이 흐르자 내 머리는 다시 IQ 150 인근으로 돌아와 있는 듯했다.

중학교 때는 100에도 못미치던 내 IQ가 140대로 올라가고, 다시 90대에서 140대로 오르내림을 반복한 것은 훈련을 하느냐 안 하느냐에 달려 있었다. 노는 동안 퇴화된 뇌세포는 어쩔 수 없지만 아직 남아 있는 세포를 훈련시켜 부족한 부분을 메운 것이다.

안타깝게도 아버지는 내가 레지던트 과정을 밟을 때 돌아가셨다. 아버지는 인공호흡기를 끼고 죽음의 문턱 앞에 서 있는데 나는 아무것도 해드릴 수 없었다. 아버지에게 너무나 많은 사랑을 받았는데 돌려드릴 것이 아무것도 없다는 사실에 너무나 가슴이 아팠다. 아버지 덕에 어릴 때는 사랑받으면서 자랐고, 커서는 다시 공부할 수 있었다. 아버지는 내게 건강한 세포를 물려주었을 뿐 아니라 끊어진 신경을 다시 연결해 도전할 수 있는 용기도 주셨다.

우리의 뇌는 140억 개의 세포를 가지고 있다. 뇌가 퇴화하면 몸이 구부정해지고 어깨가 굽는다. 무릎도 굽고 팔은 중간 정도밖에 올라가지 않는다. 뇌가 퇴화되면서 운동 능력이 다시 갓난아이로 돌아가는 것이다.

하지만 꾸준히 훈련한다면 잘못된 자세를 바로잡고 노화를 막을 수 있다. 뇌세포가 일부 죽어도 남아 있는 세포가 많기에 이를 연결해주기만 한다면 충분히 가능한 일이다. 훈련을 통해 뇌교 세포가 활성화되어 남아 있는 신경들을 연결할 수 있기 때문이다.

흔히 아인슈타인은 뇌세포가 보통 사람보다 많았다고 알려져 있지만, 실제로 아인슈타인의 뇌에는 뇌세포가 아니라 뇌교 세포가 많았다고 한다. 즉 그의 머리는 타고난 것이 아니라 만들어졌다는 뜻이다. 마찬가지로, 무병장수는 타고나는 것이 아니라 만들어진다. 신경은 일찌감치 퇴화하지만 남아 있는 신경을 훈련시키면 건강백세도 얼마든지 가능하다.

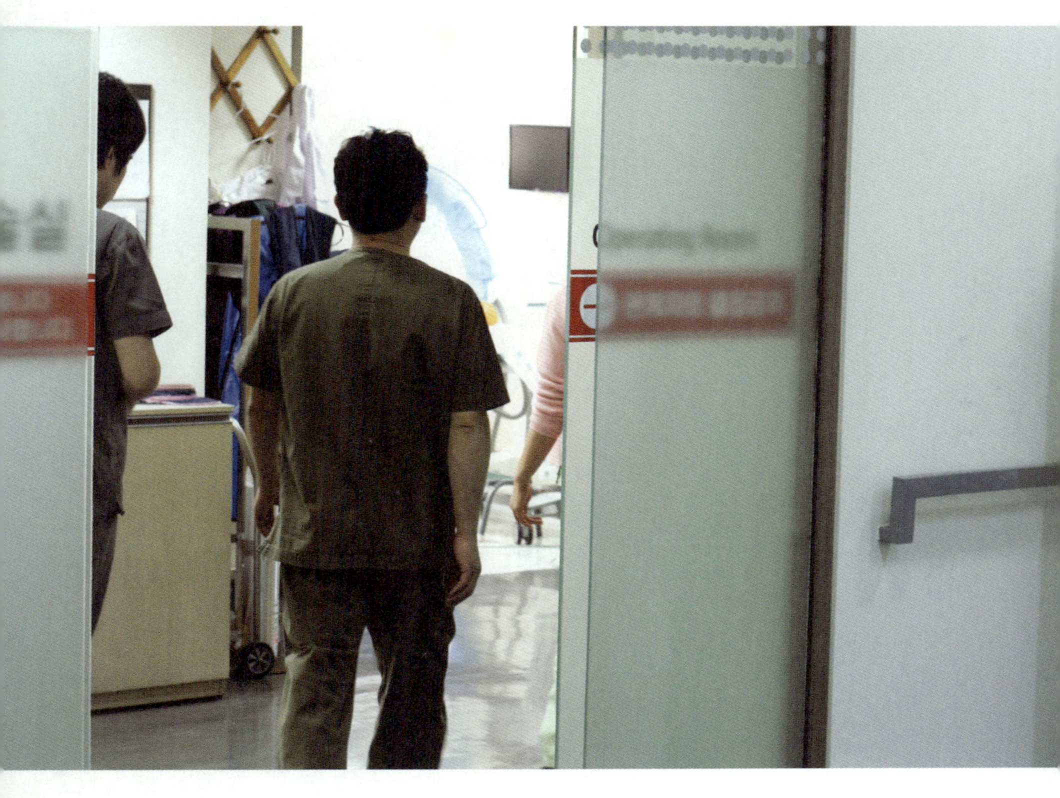

part 2

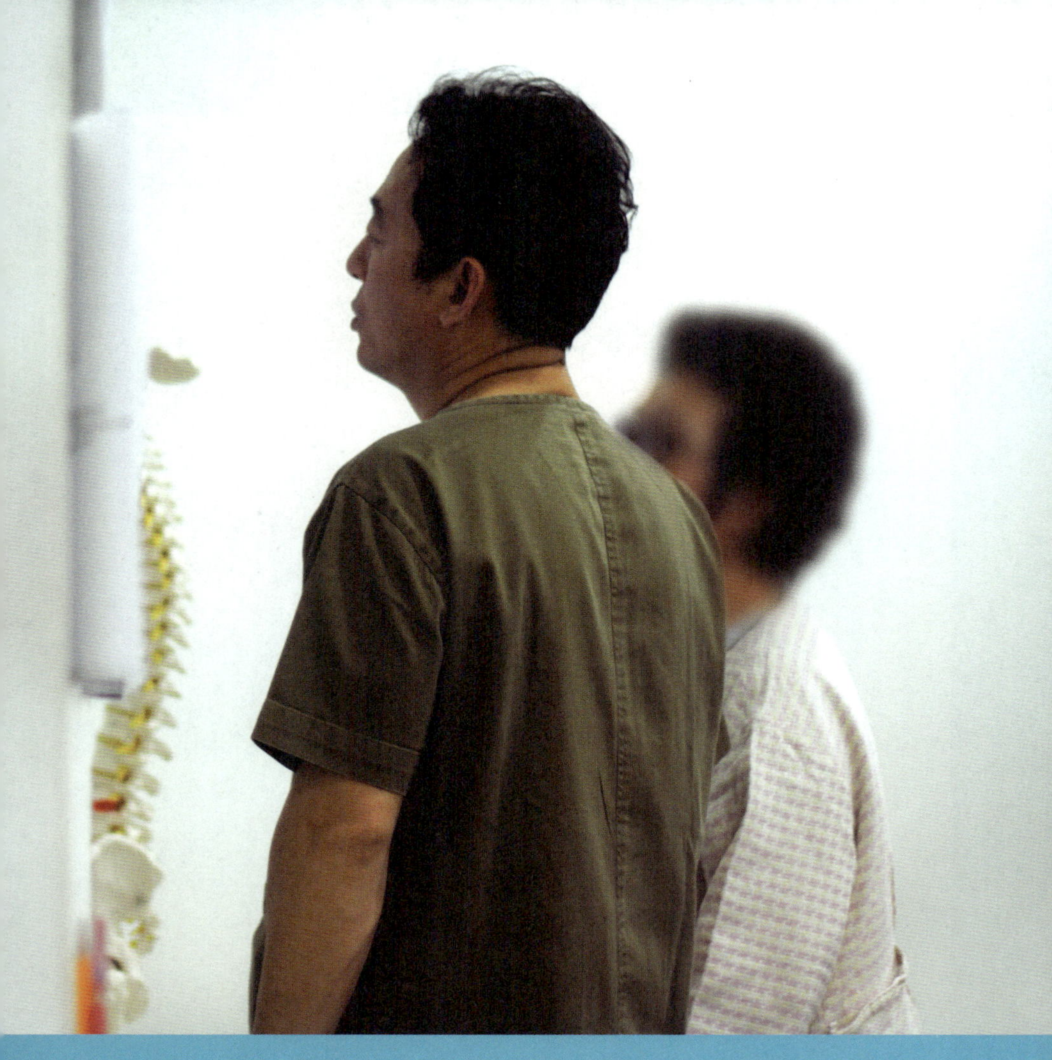

통증과 아름다움은
함께 갈 수 없는 적이다

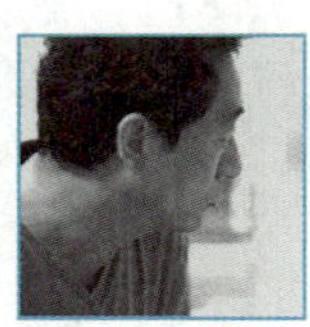

현대인에게 아름다움은 매우 중요한 가치이다.

하지만 건강이 배제된 아름다움이란 결코 있을 수 없다.

섹시함과 고통이
교차하는
발레리나의 발목

발레리나는 극한의 여성미를 온몸으로 표현한다. 특히 토슈즈 위로 쭉 뻗어 오른 발목은 남성들에게 묘한 감성을 불러일으킨다. 하지만 운동으로 치자면 발레는 중노동이다. 특히 발레리나의 발과 발목은 상상을 초월할 정도로 혹사당한다. 발레리나의 70~90퍼센트가 하체의 문제를 경험하며, 이중 40~60퍼센트는 발과 발목의 문제로 고통받는다. 발과 발목의 전문가가 되려면 발레리나와 친해지라는 농담이 있을 정도다.

토슈즈를 신고 발끝으로 서는 것 자체가 발과 발목에 무리를 주는데, 여기에 더해 점프 후 불완전한 착지나 발목을 굴리는 동작을 반복적으로 하다 보면 발목 염좌가 생길 수밖에 없다. 게다가 한번 다친 발목은 다시 다치기 쉬워서 반복적으로 염좌가 발생할 가능성이 높다.

발목 염좌를 일으키는 또 다른 원인은 평형감각 저하에서 찾을 수 있다. 평형감각이 떨어지면 몸의 균형이 흐트러지면서 발목에 닿는 하중이 불균형해져 문제가 발생한다. 따라서 발목 건강을 지키기 위해서는 꾸준한 운동으로 평형감각을 높이고 자세를 안정시켜야 한다.

발목 염좌는 가벼운 경우에는 얼음찜질이나 마사지 같은 간단한 처치만으로도 쉽게 호전되지만 일부에서는 만성적인 통증과 부종이 나타나기도 한다. 이보다 더 무서운 것은 발목 관절에 스트레스가 과도하게 쌓이면서 관절 주변의 힘줄이나 근막 같은 연부 조직이 눌려 통증이 나타나는 '포획증후군'이다. 포획증후군이 나타나면 엄지발가락이나 발뒤꿈치로 높게 설 때 발목에 통증이 오며, 관절을 충분히 굽히거나 펴기 어렵고, 점프처럼 충격이 큰 동작은 할 수 없게 된다.

발목 뒤쪽이나 뒤꿈치에 생기는 통증이나 당김도 흔한 증상 중 하나다. 이는 주로 힘줄이 들러붙는 부위에서 나타난다. 발목을 지나가는 힘줄의 퇴행성 변화와 두꺼워짐, 힘줄을 싸고 있는 막들이 두꺼워지거나 염증이 생기는 것도 역시 발레리나들이 흔히 겪는 증상이다. 발목과 발에 발생하는 스트레스성이나 외상성 골절은 더 심각한 문제로, 무용수의 은퇴를 초래하는 원인이 된다. 발레리나가 신는 토슈즈는 일반 신발에 비해 부드러워서 쉽게 손상되는데, 낡은 토슈즈는 발을 단단히 잡아주지 못하기 때문에 부상을 일으킬 수 있어 주의해야 한다.

아름다운 여성의 발목에 이처럼 많은 문제가 발생한다는 것은 슬프고도 안타까운 일이다. 아름답기 때문에 더욱 애절하게 느껴지는지도 모르겠다. 하지만 발목 염좌가 발레리나만의 문제는 아니다. 발목은 누구에게나 취약한 부위이며, 특히 등산을 자주 하는 남성이나 하이힐을 즐겨 신는 여성은 항상 발목 건강에 주의를 기울여야 한다.

운동하기 전에는 발목 주위의 긴장을 충분히 풀어주고, 운동을 통해 순발력과 평형감각을 높이고, 자세를 안정시켜야 한다. 장시간 서 있을 때는 양발의 보폭을 적당한 간격으로 유지해 양발이 하중을 고르게 받을 수 있도록 하는 것이 좋다. 한쪽 다리에 하중을 싣고 서 있는 습관이 있다면 지탱하는 축을 수시로 바꿔 양쪽 다리를 번갈아 쉬게 해주어야 한다. 걸을 때는 보폭을 좀 더 크게 하고, 뒤꿈치에서 발가락까지 바닥에 넓게 닿게 하며, 다리 뒤쪽과 허벅지 안쪽의 근육 단련에도 신경 쓰는 것이 좋다.

하이힐을
포기하게 만드는
무지외반증

아름다운 여성의 발을 보며 성적 충동을 느끼는 사람을 가리켜 '발도착증foot fetishism'이라고 한다. 하지만 예쁜 발을 보고 아름답다고 생각하는 것이 그리 큰 문제일까 싶다. 여성들은 얼굴에 화장하는 것처럼 발에도 페디큐어를 한다. 여성들에겐 발도 결코 아름다움을 포기할 수 없는 부위이다.

의학계에서도 발을 사랑하는 학문이 있다. 바로 족부학이다. 미국에는 발에 대한 의학만 전문적으로 가르치는 대학이 8개나 된다. 또 이 공부를 한 의사는 일반 의사M.D와 달리 족부학 의사Doctors of Podiatric Medicine, DPM라고 부른다. 교육과정은 일반 의학 과정과 별다른 것이 없다. 일반 의학에서는 꼭 필요한 부분만 선택적으로 이수하고 나머지 시간에는 발과 발목에 대해서 좀 더 전문적으로 배운다.

최근에는 기존 의학계에서도 족부학을 전공하는 사람들이 늘었다. 또 과거와는 다르게 발의 구조적인 문제뿐만 아니라 기능적인 부분에서도 많은 발전을 이루면서 발 건강의 중요성이 크게 부각되고 있다. 발 건강과 운동이 림프순환에 미치는 영향에 대한 인식이 확대되고, 여성들의 구두 굽이 점차 높아짐에 따라 하이힐이 발에 미치는 악영향에 대한 경고의 목소리도 더불어 높아져 발 전문가도 늘고 있다. 우리나라에서도 요즘은 족부클리닉 간판을 심심치 않게 찾아볼 수 있다.

발의 아름다움을 해치는 질환 중 단연 압도적인 것이 '무지외반증'이다. 무지외반증은 엄지발가락이 바깥쪽으로 틀어지는 현상을 말하는데, 주로 근육의 비정상적인 긴장과 단축 때문에 발생한다. 잘 알려진 대로 무지외반증은 하이힐을 자주 신는 여성에게서 주로 발생하는데, 발이나 발가락 사이의 근육이 짧아지거나 무릎 아래에서 시작해 발목을 지나 발가락까지 연결된 근육이 긴장하고 단축되어 문제가 생긴다.

무지외반증 때문에 발생하는 문제는 외형적인 변형과 통증으로 나눌 수 있다. 두 가지 모두 예쁜 구두를 좋아하는 여성들에게는 큰 고통이 될 수밖에 없다. 이중 외형상의 문제는 수술 외에는 마땅한 치료 방법이 없다. 그러나 발은 다른 부위에 비해 수술 후 회복 기간이 길고 치료 과정도 복잡하기 때문에 신중하게 결정해야 한다. 통증에는 비틀어진 엄지발가락 관절의 압력을 감소시키는 방법이 도움이 된다. 이를 위해 무릎 아래쪽과 발 근육에 쌓인 긴장을 풀어줄 다양한 방법이 시도된다.

하이힐 굽은 거침없이 높아지고 있다. 7~8센티미터도 높다 했는데, 유행은 이미 10센티미터를 넘어섰다. 여성들에게 아름다움은 매우 중요한 가치이다. 그러나 건강을 해치면서까지 무리해서는 안 된다. 건강이 배제된 아름다움이란 있을 수 없기 때문이다.

높은 구두를 좋아한다면 출퇴근 시간이나 평상시에는 운동화나 편한 단화로 갈아 신는 것이 좋다. 또한 저녁에는 따뜻한 물에 발을 담그고 족욕을 하거나 마사지를 해서 무릎 아래쪽 근육과 발 근육의 피로를 풀어주면 좋다. 여기에 더해 평소 적절한 운동과 스트레칭을 꾸준히 실천해 모든 근육이 적절히 활용되거나 발달되도록 해야 한다. 예쁜 하이힐을 포기할 수 없다면 되도록 가끔 신어야 오랫동안 건강하게 신을 수 있다는 사실도 기억하기 바란다.

섹시한 뒷모습을
원한다면
신경부터 건강하게

젊은 아가씨가 하이힐을 신고 늘씬한 다리를 뽐내면서 자신 있게 걷는 모습을 보면 남성들은 자연스럽게 눈이 따라 돌아간다. 남성들이 건강하고 섹시한 여성에게 관심을 갖는 것은 본능이다. 남성들의 유전자 속에는 건강한 후손을 남겨야 한다는 생물학적 욕구가 잠재되어 있기 때문이다.

자신 있고 당찬 걸음걸이는 여성의 뒤태를 매력적으로 만들어준다. 반대로 어정쩡하게 허리를 굽히고 무릎을 다 펴지 못한 채 걷는 여성은 어딘가 아파 보인다. 이런 여성은 남보다 먼저 팔자걸음을 걷게 되고, 나이가 들면서 점차 등과 허리가 굽을 가능성이 높다. 어쩌면 이미 병이 생긴 것일 수도 있다.

실제로 섹시한 뒤태는 신경이 건강하다는 상징이고 팔자걸음은 몸이 이미 늙었음을 보여준다. 무릎을 곧게 펴고 일자로 걸을 수 있다는 것은 신경이 건강하다는 의미이기 때문이다.

그림에서 보면 왼쪽의 경우 다
리를 지지한 반대쪽 골반이 올라
가 있다. 지지한 쪽을 잡아당기
는 중둔근*이라는 근육이 역할을
잘하고 있기 때문이다. 반대로
오른쪽의 경우 다리를 지지한 쪽
의 골반이 올라가고 반대쪽 골반
은 처져 있다. 이런 경우에는 넘
어지기 쉬워서 걸을 때 보폭을

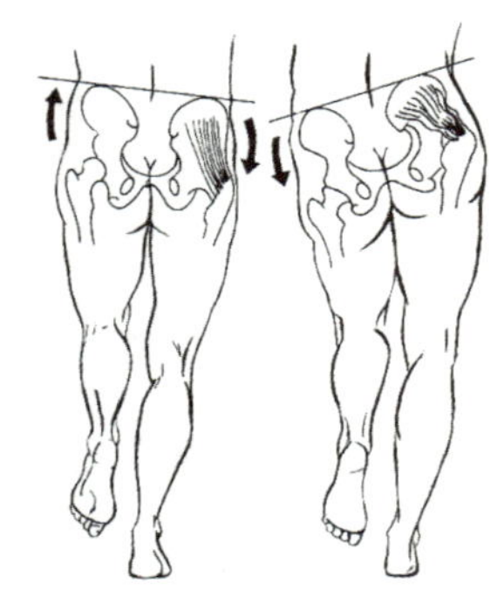

중둔근의 역할

넓게 할 수 없고, 무릎을 쫙 펴고 걷기도 힘들다. 여기에 하이힐까
지 신으면 무릎을 구부리고 허리를 굽힌 어정쩡한 상태로 걸을 수
밖에 없다.

중둔근의 약화는 노화 과정에서 흔히 나타난다. 진료 중에도 나
이 든 분들에게 한 발로 서보라고 하면 넘어질 것을 염려해 벽이나
지팡이에 의지해 발을 들어 올리는 모습을 볼 수 있다. 이는 중둔근
이 매우 약해져 있음을 의미한다. 반대쪽 골반을 움직여야 한 발로
잘 설 수 있는데 골반을 움직이는 엉덩이의 근육이 말을 듣지 않는
것이다. 이를 전문용어로 '트렌델렌버그Trendelenburg 테스트 위양성
반응'이라고 한다.

---

* 중둔근 : 엉덩이뼈와 대퇴골의 대전자 사이에 붙어 있는 근육. 골반을 안정시키는 데
　중요한 역할을 한다.

이렇게 되면 걸을 때 발 사이가 벌어지고 보폭이 좁아지며 무릎을 쭉쭉 펴지 못한다. 이런 사람들은 무릎 뒤를 누르면 단단한 느낌이 들고 통증을 호소한다. 이 같은 증상은 무릎관절이 퇴화되거나 다리 뒤로 가는 천추 1번 신경이 퇴화되고 있음을 말해준다. 천추 1번 신경이 요추 4번과 5번 사이를 지나며 손상과 회복을 반복하면서 이런 현상이 생기고 요추 사이가 흔들리니 신경이 다치는 것이다.

퇴화가 시작된 뒤에 높은 구두를 신는 것은 매우 위험하다. 발목이 삐거나 무릎에 무리가 올 수 있기 때문이다. 나이가 들면 중둔근이 약화되는 데 반해 사타구니 안쪽의 근육은 긴장되고 무릎 안쪽에 부하가 걸린다. 처음에는 계단을 내려올 때 아프다가 ^{슬개대퇴증후군} 나중에는 평지를 걸어도 아프게 된다. 안타까운 것은 무릎을 잡고 있는 십자 인대도 함께 약해져서 불안정해지면 스키를 타거나 등산 길에 무릎을 다치기 쉽고, 균형을 잃어 발을 잘 접질리게 된다. 또 발바닥을 끌어올리는 힘도 약해져서 발바닥이나 발목에 문제가 생기기 쉽다.

섹시한 뒤태를 유지하려면 중둔근을 살려야 하는데, 연습만 하면 얼마든지 가능하다. 사람의 뇌는 다른 동물과 다르게, 일부 뇌세포가 죽어도 남아 있는 것들을 연결시켜 사용하는 능력이 있다. 따라서 적절한 훈련만 하면 나이가 들어서도 좋은 걸음걸이, 섹시한 뒤태를 유지할 수 있다.

섹시하고 건강한 걸음걸이를 유지하기 위한 가장 좋은 방법은 호흡근*을 살리는 것이다. 호흡근을 살리면 허리가 바르게 되고 무릎

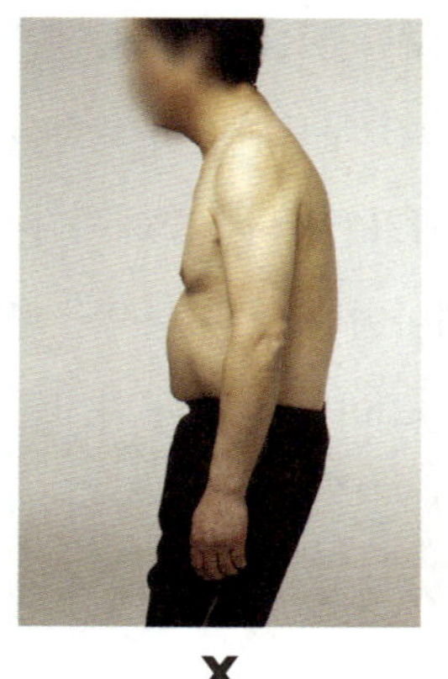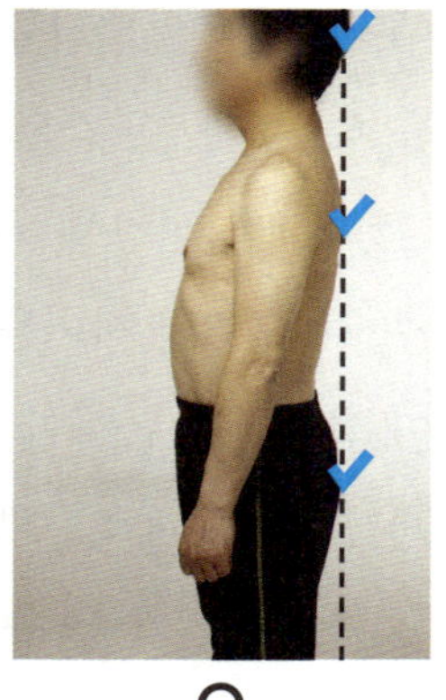

X　　　O

호흡근을 살리는 자세

과 다른 어깨관절도 정상 운동 범위를 가지게 된다. 상체가 앞으로 기울어지면 팔의 운동 범위가 작아지고 무릎이 굽는다. 팔다리의 바깥쪽은 경추 6번 신경과 요추 5번 신경이 지배하는 부분인데, 이 부분은 특히 퇴화에 예민하다. 이 신경들은 조금만 건드려도 아프고 시간이 지나면서 감각이 둔해진다. 이런 문제가 발생하면 이제 몸이 늙어가고 있으며 호흡근을 살려 바른 자세를 가져야 한다는 신호로 받아들이면 된다.

호흡근을 들어 올리면 다른 중심 근육이 연쇄적으로 리듬감 있게 움직이며, 척추를 곧게 펴고 좋은 자세로 걸을 수 있다. 무릎을 가

• 호흡근 : 폐가 호흡운동을 할 때 관계하는 모든 근육.

능한 한 쭉 뻗으면서 보폭을 넓게 해서 천천히, 자신 있게 걸어보자 호흡근 들어 올리기에 효과적인 호흡법은 뒤에서 자세히 다루겠다. 처음에는 힘들겠지만 2주 정도 노력하면 중심 잡기가 한결 쉬워진다. 건강의 길은 항상 바로 옆에 있는데, 사람들은 가까이 있는 것의 가치를 잘 모르고 멀고 비싼 것만 찾는 것 같아 안타깝다.

나이 들어도
건강한 걸음걸이를
유지하는 법

시원스럽게 쭉쭉 내딛는 모델의 걸음걸이를 '캣워크_{cat walk}'라고 한다. 섹시한 걸음걸이의 대명사인 캣워크는 자신감 있고 당차 보인다. 캣워크의 핵심은 골반의 움직임이다. 이 골반의 움직임을 역동적으로 나타내기 위해서는 보폭을 크게 하고 무릎을 쭉쭉 뻗어야 한다.

기모노를 입은 일본 여성들처럼 허리를 살짝 굽히고 보폭을 좁게 하면서 종종걸음으로 걸으면 골반이 많이 움직이지 않는다. 복종을 나타내는 이런 걸음걸이는 현대사회에서 전혀 매력적이지 않을뿐더러 건강에도 좋지 않다. 골반을 충분히 움직이면서 걸으면 허리와 골반, 목_{경추}의 문제를 예방할 수 있다. 뿐만 아니라 내장이나 비뇨기를 튼튼하게 해주는 효과도 있다.

보폭을 크게 해서 걸을 때에도 허리와 목이 이루는 자연스러운 S라인은 필수이며, 시선은 먼 곳을 바라보는 것처럼 약간 위_{약 105도}를 바라보아야 한다. 목이 앞으로 빠져나오면서 고개를 드는 소위 '거북목'은 경추관절에 닿는 하중을 높여 머리나 목, 팔, 등 통증의 원인이 된다.

목의 커브는 허리의 커브와 같은 자연스러운 만곡을 이루어야 한다. 뿐만 아니라 아랫배에 살짝 힘을 주어 당기면서 걷는 연습을 하는 것이 좋다. 이렇게 바른 자세로 걸으면 그렇지 않은 경우보다 더 많은 에너지가 필요하기 때문에 체중 조절에도 효과가 있다.

우리 몸에서 골반과 척추를 둘러싼 근육을 중심core 근육이라고 하는데, 이 중심 근육은 배를 싸고 있는 근육과 골반을 받치고 있는 근육, 허리를 감싸는 근육으로 나뉜다. 허리가 건강하지 않은 사람들은 대부분 이 근육들이 약화되거나 지나치게 긴장되어 있다. 반대로 건강한 허리는 이 근육들을 만질 때 말랑말랑하면서도 꽉 찬 느낌이 든다. 이처럼 근육이 부드러우면서도 탄력이 있으면 허리에 가해지는 압력을 잘 흡수해 부상을 방지하고, 골반을 잘 받쳐주어 비뇨기를 건강하게 하며, 성적 만족을 최대화시킨다.

골반과 허리 근육의 안정은 목의 커브를 자연스럽고 아름답게 유지하는 기본이 된다. 따라서 골반과 허리가 건강하지 않고서는 목의 자세도 나쁠 수밖에 없다. 골반이나 허리뿐만 아니라 인체의 모든 근육과 골격은 유기적으로 결합되어 있다. 그러니 병의 치료 역시 지금 아픈 곳이 아니라 병을 불러들인 근원적인 문제를 찾아 개선해야 한다.

사람들은 나이가 들면서 걸음걸이가 둔해지는 것을 당연하게 여긴다. 하지만 우리 몸은 어떻게 관리하느냐에 따라서 나이와 상관없이 변할 수 있다. 걸음걸이의 둔화는 운동 범위가 줄어들면서 뇌의 활동이 줄어서 생기는 것이다. 늙어서 걷기 힘든 것이 아니라 운동을 하지 않고 잘 걷지도 않으니 늙는다는 얘기다. 이제는 100세 건강 시대이고 죽을 때까지 아프지 않아야 한다. '나는 이제 늙었으니까'라고 생각하지 말고 꾸준히 운동량을 늘려보자.

우리 어머니도 퇴행성관절염으로 무릎 연골이 다 닳아 없어진 상태다. 그러다 보니 조금만 움직여도 아프다며 좀체 걷지 않으려 하신다. 그러면서 "수술을 하면 좋아진다는데……" 하며 내가 어떻게 해주기를 바라신다. 하지만 나는 수술만은 절대 안 된다고 말씀드린다. 인체는 되도록 자연 상태를 유지하면서 훈련을 통해 뇌를 활성화시키는 것이 가장 좋은 치료법이기 때문이다. 무릎이 아프면 안 쓰고 안 움직이는 것이 좋다고 생각하지만 무릎에 물이 차더라도 걷고 움직여야 더 오래 쓸 수 있다. 물론 그것이 얼마나 힘든 일인지는 나도 잘 안다. 하지만 무릎을 쓰지 않아서 생기는 문제에 비하면 무서운 것도 아니다.

가장 중요한 치료는 언제나 생활 속에 존재한다는 사실을 기억하자. 따라서 건강한 습관에 관심을 갖고 일상생활의 변화, 특히 걸음걸이의 변화에 주의를 기울여야 한다. 의사는 약간의 도움만 줄 뿐 주된 치료는 자신의 몸속에서 이루어진다는 사실을 잊어서는 안 된다.

동전의 양면 같은 아름다움과 건강

젊은 여성은 아름답다. 하지만 여성의 아름다움이 단순히 나이에 의해 결정되는 것은 아니다. 영양이나 노화가 아름다움에 영향을 미치는 것은 사실이지만 아름다움을 결정짓는 핵심 요소는 신경 기능에 있다. 신경 기능이 저하되면 림프순환이 나빠져 피부가 처지고 두꺼워지는 '영양성 부종'이 온다. 또한 근육이 비정상적으로 단축되거나 이완되며, 피부 등의 연부 조직에 콜라겐이 줄어들어 주름이 생긴다.

두통이나 어깨 결림, 목 주위의 뻣뻣함 같은 통증도 아름다움을 해치는 원인으로 작용한다. 얼굴이나 목에 있는 신경들은 직간접적으로 목에서 나오는 신경의 지배를 받는다. 목, 특히 경추 2번, 3번 신경의 이상은 두통뿐만 아니라 피부의 늘어짐이나 주름을 유발할 수 있다. 그러므로 적절한 운동과 명상 등으로 마음을 다스리는 것은 통증이나 만성질환뿐 아니라 미용에도 직접적인 영향을 미친다.

이렇게 아름다움과 건강은 동전의 양면처럼 떼려야 뗄 수 없는 관계다.

3년 전, 한 여성이 세상살이의 고달픔에 찌든 얼굴로 나를 찾아와 목과 어깨의 통증을 호소한 적이 있었다. 그녀는 재력과 미모를 모두 갖추었지만 최근 2~3년 새 여러 가지 어려움을 겪으면서 아름다움은 간데없이 사라지고 목과 어깨뿐만 아니라 허리, 다리 등 안 아픈 곳이 없다고 했다. 게다가 잘못된 보약을 너무 많이 먹은 탓에 호르몬의 변화가 찾아왔으며, 얼굴에 알레르기가 생겨 화장을 할 수도 없어 더욱 초췌해 보였다. 그 때문에 만성통증, 우울증, 노화, 무력감 등이 한꺼번에 그녀를 덮쳤다. 그녀는 으리으리한 집과 재산, 명예가 모두 부질없음을 알게 되었다며 한숨을 내쉬었다. "죽는 것보다 사는 게 어렵다"고 말하는 그녀는 정말 힘들어 보였다.

나는 그녀에게 모든 약을 끊도록 처방하고 규칙적으로 부드러운 채소와 과일 위주의 식사를 하게 했다. 허약해진 소화기관을 달래기 위해 현미나 생식 등은 당분간 피하고, 운동을 규칙적으로 하도록 권유했다. 골프에만 편중된 운동 패턴을 등산으로 바꾸고, 요가나 태극권처럼 비교적 과학적 근거가 있는 운동을 제안했다. 그리고 목과 어깨, 얼굴, 두피의 신경이 과민한 부위를 집중적으로 치료했다.

2개월 뒤, 그녀는 놀랄 만큼 달라졌고 한 달이 지나자 마치 다른 사람처럼 느껴졌다. 가냘픈 목선이 드러나고 얼굴의 처짐이 현저히

줄었으며 얼굴엔 생기가 넘치고 피부엔 탄력이 돌아왔다. 무엇보다 감사한 일은 죽음처럼 그녀를 짓누르던 통증이 씻은 듯이 사라졌다는 것이다. 그녀는 밝고 환한 얼굴로 활짝 웃으며 다시 태어난 느낌이라고 했다.

그녀는 건강을 되찾음으로써 우울하고 매사에 짜증을 내던 자신에게서 벗어나 아름다움을 되찾았다. 그녀는 내게 건강과 아름다움은 별개의 것이 아니라는 배움을 다시 한 번 일깨워주었다.

건강과 아름다움을 지키는 비결

① 적절하게 몸을 움직인다. 특히 평소 쓰지 않는 근육과 관절을 이용하고 운동 범위를 넓힐 수 있는 운동(요가나 태극권 등)을 한다.

② 맑고 밝은 마음으로 세상을 후덕하게 바라보고 편하게 즐긴다. 명상을 하여 사소한 스트레스에 흔들리지 않는 품성, 긍정적인 마음의 힘을 키운다.

③ 보약이나 영양제에 의존하지 말고 유일하게 입증된 영양요법인 제철에 나는 색깔별 채소와 과일을 다량 섭취한다. 실제로 보약이나 일부 고가의 영양제가 건강에 도움이 된다는 근거는 희박하며, 오히려 부작용을 일으킬 수 있다. 그리고 규칙적으로 적당량의 식사를 한다.

아름다운
허리와 골반의
황금 비율

남성이 젊고 섹시한 여성을 선호하는 것은 종족 번식에 대한 본능적 욕구 때문이다. 남성은 자신의 아이가 40주 동안 자라야 할 자궁에 관심을 가질 수밖에 없는데, 이때 여성의 골반과 허리의 비율은 자궁의 건강을 드러내는 지표가 된다.

남성의 시선을 사로잡는 아름다운 허리와 골반의 황금 비율은 무엇일까? 1920년부터 지금에 이르기까지 미국의 미인 선발 대회 우승자는 엉덩이와 허리의 비율이 0.69~0.72였다고 한다. 즉 엉덩이 둘레가 100센티미터라면 허리둘레는 70센티미터 정도의 비율이다.

이처럼 여성의 골반과 허리가 이 정도의 황금 비율을 이루려면 골반을 받치고 있는 근육과 배를 감싸고 있는 근육이 잘 발달되어 있어야 한다. 남성이나 사춘기가 지나지 않은 여성의 엉덩이와 허리 비율은 평균 0.9 정도이다. 여성은 사춘기 이후 에스트로겐 분비가 증가하면서 골반이 커지고 엉덩이에 지방이 쌓이면서 0.7이라는 황금 비율이 만들어진다.

이와 더불어 골반이 앞으로 약간 기울어 있어야 매력적인 라인이 드러난다. 이 골반의 라인이 척추의 S라인을 만드는 마지막 요건이다. 하이힐을 신으면 키가 커 보이거나 종아리가 탄력적으로 보이는 것 외에 아랫배가 살짝 들어가면서 골반 위쪽이 앞으로 기울어 섹시해 보이는 효과가 있다. 사람들은 흔히 하이힐 자체의 섹시함에 주목하지만 사실은 자기도 모르는 사이에 하이힐이 만드는 매력적인 골반 라인에 이끌리는 것이다.

하지만 하이힐을 너무 오래 신거나 코르셋으로 몸을 조이는 것은 건강을 해치는 위험한 방법이다. 이를 대신할 수 있는 건강한 방법이 바로 운동이다. 운동으로 만들어진 섹시함만이 진정 건강한 아름다움으로 피어나는 것이다. 그런데 골반을 받치고 있는 근육만 따로 운동하기는 힘들기 때문에 배를 감싸고 있는 근육을 동시에 움직여야 한다.

골반을 받치는 근육이 약하면 요통이나 비뇨기계 질환이 동반되기 쉽고, 섹스를 할 때 오르가슴을 느끼는 데도 문제가 생긴다. 섹스를 할 때 여성은 골반 근육을 의식적으로 조여 흥분을 유발하며, 오르가슴에 이르면 자신의 의지와 상관없이 골반 근육 스스로 적절한 긴장을 만들어낸다. 그러므로 운동을 하여 이들 근육을 강화하면 건강은 물론, 성생활의 기쁨을 배가하고 좀 더 멋진 오르가슴에 도달할 수 있다.

그런데 대부분의 여성은 출산 이후 이들 근육이 심각하게 약화된다. 40주간의 임신 기간 동안 배가 점점 커지고 무거워지면서 근육이 늘어난 데다 출산 과정에서 극적인 근육 이완을 경험하기 때문이다. 출산 후 전에 없던 요통이 생겼다거나 요실금 등의 소변 장애를 겪는 것도 모두 이 때문이다. 따라서 임신 중에도 적절한 운동이 필요한 것은 물론이고, 출산 직후부터 노르딕 워킹 등 적절한 골반 운동을 적극 시행해야 한다. 규칙적인 운동을 원한다면 젊은 여성에게는 필라테스를, 출산 후 여성이나 좀 더 원숙한 여성에게는 요가를 추천한다.

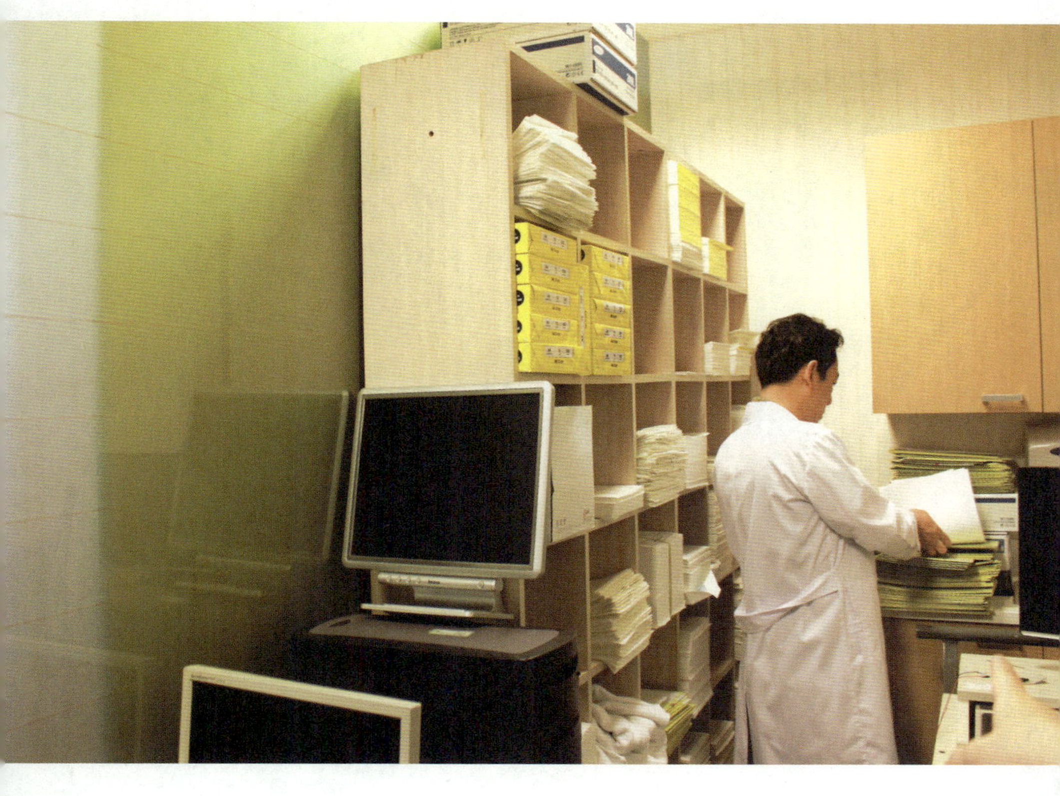

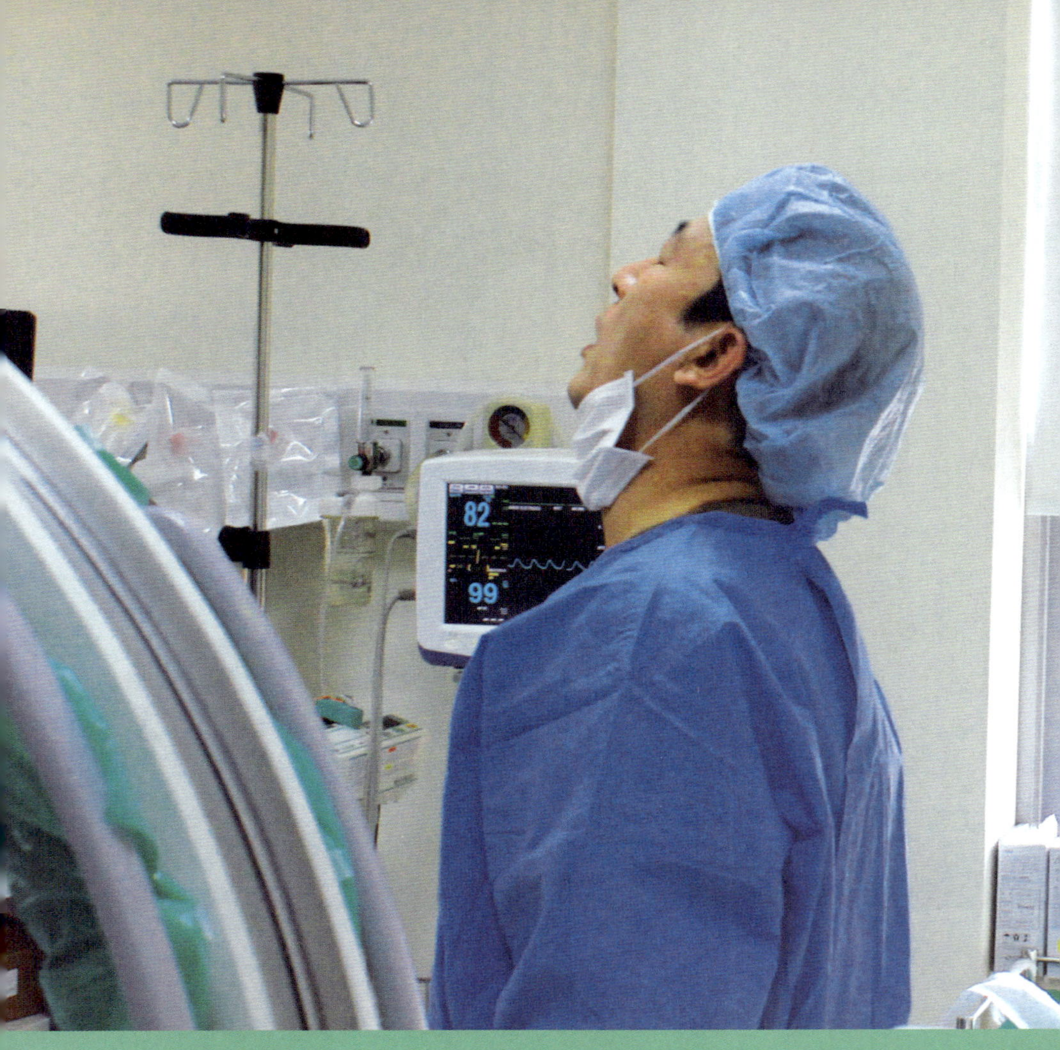

part 3

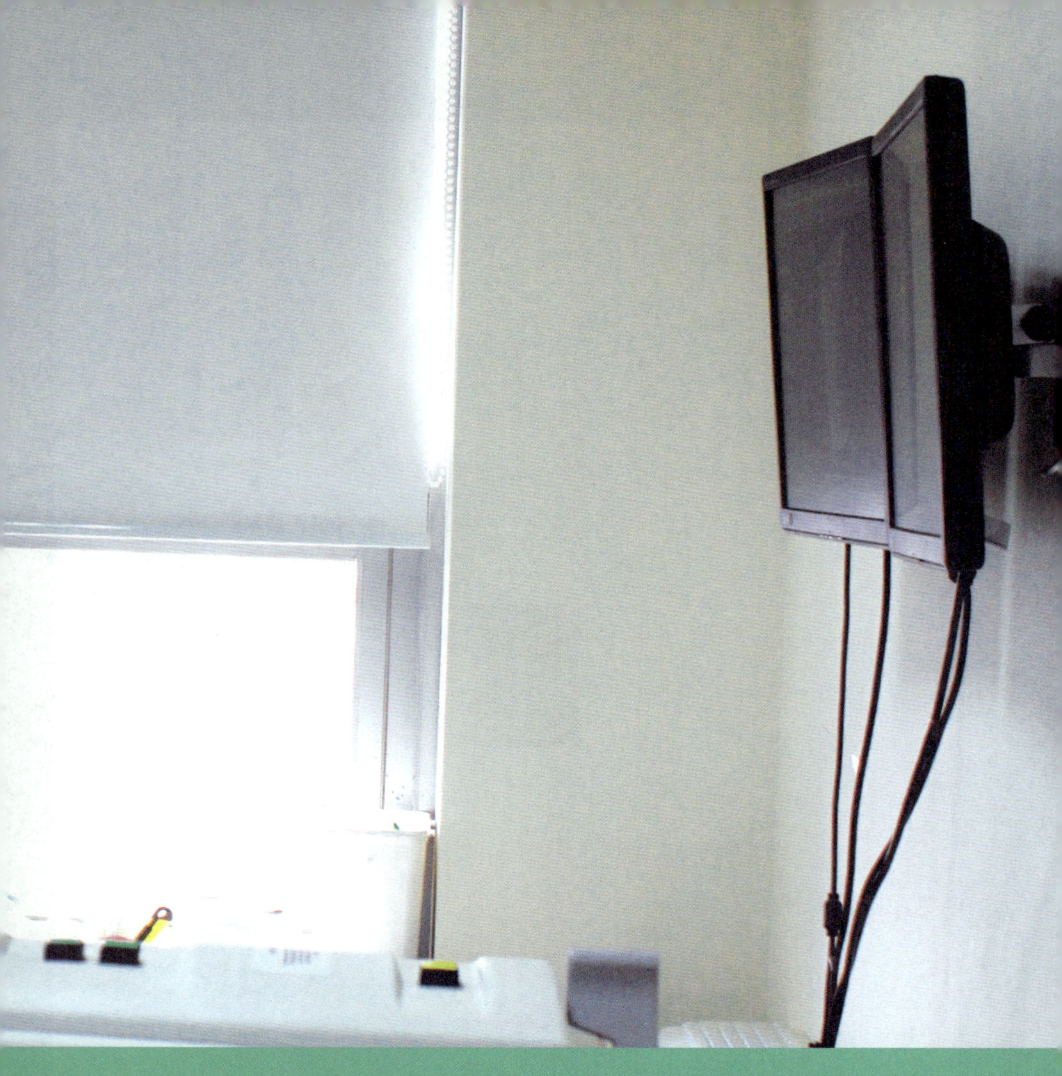

만성통증,
감기만큼 흔하지만
암만큼 고통스럽다

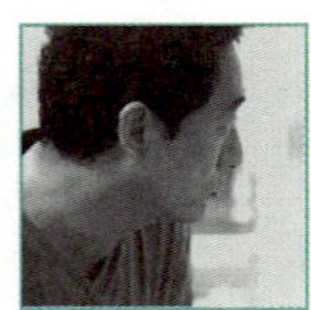

내가 통증 치료에 이토록 적극적으로 매달린 것은

어쩌면 내 자신이 간절하게 통증에서 벗어나고 싶어서였는지도 모른다.

머릿속에 각인되어
지워지지 않는
통증

내게는 일곱 살짜리 늦둥이 아들이 있다. 내 나이 이미 50을 넘겼으니 '내가 끝까지 저 아이를 지켜줄 수 있을까?' '내가 생각보다 빨리 죽으면 어떻게 하지?' 하는 생각을 종종 하게 된다. 친구들보다 늙은 아빠를 두게 한 것이 미안하기도 하고 착하기만 한 아이가 측은하기도 하다. 하지만 아이를 볼 때마다 눈에 넣어도 안 아픈 자식이라는 옛말이 떠오르며 마음이 따뜻해지곤 한다.

우리 아버지도 나를 그렇게 사랑하셨다. 아버지는 장교 출신으로 매우 엄한 분이었지만 내게는 항상 다정하셨다.

나는 어려서부터 키도 작고 몸도 약하고 공부도 못하는 어설픈 아이였다. 아무래도 내가 오래 살지 못할 것 같다고 생각한 아버지는 어머니에게 정을 주지 말라고 하셨단다. 그러면서도 정작 당신은 넘치는 정을 주셨다. 아버지는 날마다 아침 일찍 나를 깨워서 같이 운동을 하고, 청진동 해장국집에 가서 선지를 먹였다. 아침을 먹지 않으면 우유에 밥을 말아서 먹이고, 매일매일 학교에 무사히 다녀오기를 가슴 졸이며 기다리셨다. 나에 대한 아버지의 사랑은 부족한 자식에게 느끼는 연민이나 애처로움이 아니었을까 싶다.

중학교 1학년 때 건강이 나빠져 학교를 중퇴하고 시골에 내려가 요양을 하게 되었는데 때마침 아버지도 사업에 실패해 내가 있는 시골로 내려오셨다. 아버지는 시골 생활이 길어질 것을 예상하고 집을 짓기 시작했다. 아버지와 나는 하루 종일 흙벽돌을 만들었다. 처음에는 재미있었지만 제대로 챙겨 먹지 못하고 하루 종일 햇볕 아래에서 일하자니 여간 힘든 게 아니었다.

어느 날, 아버지가 어디서 돈이 좀 생겼는지 내게 동네에 내려가서 돼지고기를 사 오라고 심부름을 시키셨다. 나는 돼지고기가 들어간 김치찌개를 먹을 생각에 가슴이 부풀어 올랐다. 그런데 한 시간쯤 걸어 상점에 도착하니 갑자기 마음이 달라졌다. 돼지고기는 한 번 먹으면 그만이지만 아버지가 좋아하는 커피를 사면 한 달 내내 즐겁게 드실 수 있으리라는 생각이 든 것이다. 결국 나는 돼지고기에 대한 간절함을 접고 커피를 사 가지고 돌아왔다.

그런데 아버지는 커피를 사 온 나를 심하게 꾸짖고는 다시 바꾸어 오라고 하셨다. 나는 마음을 몰라주는 아버지가 야속해서 격렬하게 반항했고 그날 아버지에게 처음이자 마지막으로 매를 맞았다. 하지만 내 기억 속에 남아 있는 것은 매가 아니라 아버지의 눈물이었다. 그날 밤 아버지는 어린 나를 부둥켜안고 자면서 한없이 눈물을 흘리셨다. 아버지가 돌아가신 지 어느덧 20여 년이 흘렀지만 그

때의 아픔은 내 머릿속에 각인되어 가슴이 에인다.

육체의 통증도 비슷하다. 일순간 죽을 것처럼 아프더라도 금방 지워지는 기억이 있는가 하면 평생 지워지지 않는 통증도 있다.

급성 통증은 아무리 지독해도 기억에서 금방 지울 수 있지만 만성통증은 깊게 파인 마음의 상처처럼 뇌에 강력하게 입력되어 평생 지워지지 않는다. 그래서 어떤 사람들은 아무리 효과적인 치료를 해도 목뒤의 통증이 계속 남아 있다고 하고, 어떤 사람들은 몸의 반쪽이 항상 무겁다고 한다. 그래서 나는 견딜 만한 수준의 만성통증이라면 굳이 치료를 권하지 않는다. 사람은 누구나 나이 들면서 통증을 겪게 마련이고, 말끔하게 치료할 수 없다면 평생을 함께할 친구로 여기고 사는 것도 나쁘지 않다고 말해준다.

가장 많은
돈을 쓰고도
가장 낫지 않는 병

젊을 때는 걸레를 짜서 방바닥을 닦는 것이 일도 아니었는데, 어느 순간부터 걸레를 짤 때 손에 힘이 없고, 손목이 저리고, 어깨와 등과 허리까지 아프다면 가볍게 넘겨서는 안 된다. 피부를 살짝 스치거나 손가락으로 살짝 집기만 해도 쓰라리고 아프며, 그 증상이 수년간 지속되고, 점점 심해진다거나 주기적으로 반복된다면 만성통증이 발병했을 가능성이 크다.

예를 들어, 사진을 찍어보면 아무런 이상이 없는데도 팔이 저리고, 시간이 지나면서 암이 전이되는 것처럼 목과 등, 머리, 허리 등 여러 곳으로 통증이 번진다. 이를 '중추적 감작central sensitization'라고 하는데, 환자는 극심한 통증을 느끼는데도 의료적으로는 확인할 방법이 없어 이중고를 겪는다. 다행히 최근에는 첨단 MRI가 개발되어 해부학적 변화나 기능적 변화가 포착되는 경우도 있어 치료 방법을 모색할 수 있게 되었다.

흔히 만성통증은 오래전부터 아픈 것이라고 생각하지만 사실은 그렇지 않다. 아픈 지 3개월이나 6개월이 지났다고 해서 만성통증으로 진단하는 것이 아니다. 또 몇 년째 아프다 하더라도 통증 자체에 특별한 변화가 없다면 만성통증이 아니다. 하지만 한 부위가 몇 년 동안 계속 아프다 보면 마지막에는 중추적 감작이 나타난다. 그래서 이런 경우 일반적으로 6개월 내지 1년이 지나면 만성통증으로 진단한다.

그런데 눈에 띄는 특별한 변화는 실험실에서나 존재하지 사람의 몸에서는 이를 증명하기가 매우 어렵다. 환자는 아파 죽겠다고 하는데도 사진이나 특정한 검사에서 이상이 전혀 발견되지 않는 일이 많기 때문이다. 또 이와 반대로, 사진에서는 이상이 감지되는데도 환자는 전혀 증상을 느끼지 못하는 경우도 많다.

제주도에서 공중보건장학의로 근무하던 시절, 섬유성근통으로 고생하는 환자가 있었다. 그는 저명한 작가이자 시인이었다. 그의 소원은 딱 하나, 팔을 들어 글을 쓰는 것이라고 했다. 그는 "내 고통을 이해해주는 사람이 없는 것이 가장 큰 고통"이라며 자신의 고통이 꾀병이나 정신적인 문제로 진단되는 것이 두렵다고 말했다.

나를 찾아오는 많은 환자들이 자신의 아픔을 이야기하면서 눈물을 흘린다. 극심한 통증 때문이기도 하지만 우울증을 함께 겪는 경우가 많다. 실제로 만성통증이 오면 우울증이 같이 온다. 또 반대로 우울하면 아픈 부위와 강도가 늘어난다. 더구나 가족들에게서 멀쩡해 보이는데 웬 엄살이 그렇게 심하냐고 핀잔이라도 들으면 환자의 괴로움은 더욱 심해진다. 만성통증과 우울증의 관계는 부부 관계와 비슷하다. 양쪽을 함께 조절해야지 어느 한쪽만 조절해서는 벗어나기 어렵다. 악순환만 반복될 뿐이다.

섬유성근통은 전신의 통증과 더불어 불안증, 우울증, 수면 장애, 소화기 장애 등 여러 문제가 동시에 나타나는 병인데 그 정도는 사람마다 다르다. 구미 지역에서는 커다란 사회문제로 받아들여지고 있는데도 우리에겐 아직 알려져 있지 않다. 섬유성근통은 병의 진행 단계에 따라 통증과 우울증의 정도가 각기 다르게 나타나지만 정확한 진단을 내리기 어려워 환자는 말로 표현할 수 없는 심리적, 육체적 고통을 감내해야 한다.

따라서 만성통증 때문에 병원에 온 환자들은 검사에서 특별한 이상이 나와주기를 간절히 바란다. 이상이 없으면 엄살이나 꾀병이라는 누명을 쓰기 때문이다. 또한 특별한 이상이 나와서 그 문제만 해결하면 통증이 말끔히 사라져준다면 얼마나 좋을까 기대한다.

나는 만성통증을 누구보다 잘 이해한다. 나 자신이 아프기 때문이다. 내가 통증 치료에 그토록 적극적으로 매달리는 것도 내 자신이 통증에서 벗어나고 싶어서였는지 모른다. 나도 통증으로 인한 우울증을 겪고 있다.

아주 우울했던 어느 날, 술에 취해 집에 돌아오는데 도넛을 파는 포장마차가 눈에 들어왔다. 종종 그 자리에 나타나는 포장마차였는데 그날은 유난히 나의 눈길을 사로잡았다. 우울한 기분 탓이었는지 어릴 때 기억이 떠오르며 눈물이 흘렀다.

나는 고등학교 1학년 때 학교를 중퇴하고 취직했다. 내가 원래 학교나 단체 생활에 잘 적응하지 못한 탓도 있지만, 학교를 다니기 어려울 만큼 가정 형편이 어려웠기 때문이다. 한 달 월급이라고 해봤자 고작 10만 원 정도였지만 당시의 나에게는 큰돈이었다. 어느 날 저녁, 퇴근을 하는데 포장마차에서 파는 향긋한 도넛 냄새가 풍겨왔다. 단팥을 듬뿍 넣고 기름에 튀겨낸 뒤 새하얀 설탕을 솔솔 뿌린 도넛……. 상상만 해도 침이 꼴깍 넘어갔다. 마침 월급날이었고 너무 배가 고팠지만 선뜻 포장마차에 들어설 수 없었다. 집에 있는 가족들을 생각하니 차마 월급봉투를 헐 수 없었다. 결국 포장마차 앞에서 주머니 속의 월급봉투만 만지작거리다가 그냥 집으로 돌아왔다. 그날의 도넛 냄새와 고통스럽게 배고픔을 참아야 했던 기억은 지금까지도 머릿속에서 지워지지 않는다. 평생 딱지가 생기지 않는 상처가 되어 사소한 자극에도 크게 반응하며 눈물샘을 자극한다.

다행히 나는 가족의 사랑으로 우울증을 이겨내고 있다. 그리고 적절한 호흡법과 식이요법, 좋은 자세를 유지하며 고통을 이겨낸다. 아침 점심은 항상 살아 있는 푸른 채소만 먹고, 컨디션이 좋지 않을 때는 더 열심히 걸어서 땀을 흘린다. 무엇보다 큰 힘이 되었던 것은 만성통증을 평생 함께 가야 할 친구로 받아들인 생각의 전환이다. 고칠 수 없는 것을 고쳐야 한다고 생각하니 마음이 더욱 힘들고 괴로웠지만 나이가 들수록 만성통증을 더 잘 이해할 수 있게 되었다. 그리고 통증을 나의 일부분으로 받아들이고 관리하는 방법을 배우게 되었다. 그래서 지금도 몸의 반쪽이 항상 무겁고 저릿저릿하지만 큰 불편 없이 잘 살고 있다.

만성통증은 사람들이 병원을 찾는 가장 흔한 질병 중 하나가 되었다. 통계에 따르면 전체 인구의 25퍼센트가 통증 때문에 병원을 찾는다고 한다. 하지만 실제로는 그보다 훨씬 더 많을 것이다. 나이 든 분들은 늙으면 아픈 게 당연하다고 여겨 통증이 있더라도 표현하지 않는 경우가 많기 때문이다. 실제로 나이가 들면 안 아픈 사람이 없고, 안 아픈 곳이 없다. 미국에서 암을 치료하는 데 가장 많은 돈을 쓰는 질병은 암이고, 그다음이 요통이라고 한다. 그러나 여기저기 아픈 것을 다 합친다면 의료비의 30퍼센트 이상을 만성통증에 쓴다고 해도 과언이 아니다. 그럼에도 진단이 어려우니 치료하기도 어렵고, 치료한다 해도 예후가 좋지 않다. 만성통증이야말로 의료비를 가장 많이 쓰고도 잘 낫지 않는 병이다.

통증은 병이 아니지만 만성통증은 병이다

통증이란 외상에서 우리 몸을 보호하기 위해, 다친 부위가 있으니 빨리 치료하고 보호하라고 알리는 일종의 경보다. 즉 통증은 필수적이며 자연스러운 현상으로 우리 몸을 보호하는 방어 수단의 하나다.

예를 들어 바닥에 떨어져 있는 압정을 모르고 밟으면 발바닥에 날카로운 통증을 느낀다. 또 몽둥이로 맞으면 둔하고 무거운 통증이 2~3주에 걸쳐 나타난다. 그런데 만일 이런 손상 부위가 다 회복되고 몇 주나 몇 개월이 지나도 계속 아프다면 이는 또 다른 문제다. 경보장치가 고장 나서 과도하게 울리는 셈이다. 통증 자체는 병이 아니지만 경보장치의 고장으로 발생하는 과도한 통증은 병이다. 이것이 바로 만성통증이다.

만성통증을 진단할 때는 두 가지 요인을 중요하게 생각한다. 첫 번째는 신경의 퇴화나 손상으로 나타나는 통증이고, 두 번째는 환경 요인이나 나쁜 자세로 반복적인 작업을 하는 것, 신경에 해로운 물질을 많이 섭취하는 것, 외부의 자극이 반복되는 것 때문에 나타나는 통증이다.

만성통증은 대부분 두 가지가 혼재되어 나타난다. 우선 만성통증은 분명한 질병이며 많은 경우가 노화의 결과임을 알아야 한다. 성인병을 제대로 관리하지 않으면 위험에 이르는 것처럼 만성통증도 방치하면 심각한 문제로 발전할 수 있다. 또한 만성통증은 전체적으로 신경이 퇴화하고 있으니 빨리 관리를 시작하라는 신호이기도 하다. 이제 음식을 바꾸고, 운동을 하고, 생활 습관을 바꿔야 건강하게 살 수 있다는 엄중한 경고다.

턱관절 문제로 병원을 찾아온 환자 중에 플루티스트가 있었다. 어릴 때부터 플루트를 불어왔다는 이 환자는 미국에서 턱관절증후군 진단을 받고 수년 동안 여러 병원을 찾아다니며 치료했다. 하지만 턱관절은 좋아지지 않았고 그는 결국 일을 그만둬야 했다. 플루트를 부는 동안 고개를 숙이고 입을 오므려야하니 목과 턱관절에 발생하는 스트레스가 만만치 않았던 것이다. 온갖 방법을 다 써봤지만 통증은 좀체 좋아지지 않았다. 내게 치료받는 동안에도 서서히 좋아지기는 했지만 자꾸만 재발해서 그는 자포자기 상태였다. 나는 그에게 운동을 처방했다. 바른 걸음걸이를 가르쳐주고 하루 2시간씩 연습하게 했다. 목을 구부리고 장시간 일하는 사람들에게 정확한 자세로 걷는 것만큼 좋은 운동은 없기 때문이다. 몇 달 뒤 그는 결국 완치되었다.

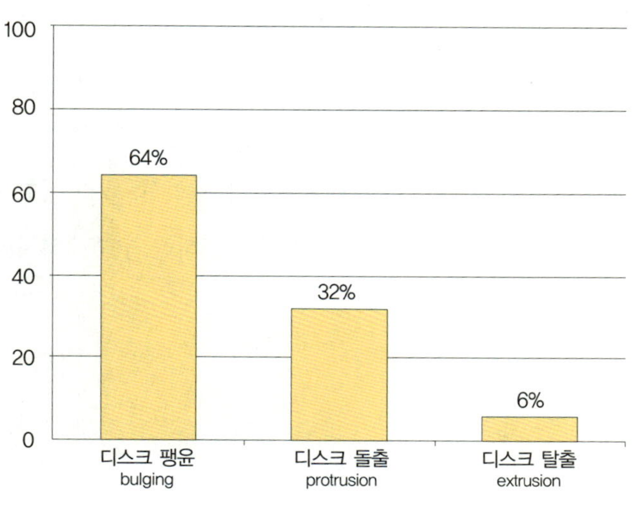

통증이 없는 사람들의 MRI 결과

그 플루티스트의 턱관절증후군이 쉽게 낫지 않았던 것은 만성통증이 일반적인 통증과 달리 웬만한 검사로는 확인되지 않기 때문이다. 위의 도표는 허리나 다리의 통증이 없는 건강한 35세 이상의 사람들을 대상으로 MRI를 찍었을 때 나온 결과를 분석한 것이다. 전체 대상자의 64퍼센트는 디스크가 부었으며, 32퍼센트는 디스크 돌출, 6퍼센트는 이미 디스크가 터져 있는 것을 알 수 있었다. 아픈 사람이나 안 아픈 사람이나 사진 상으로는 똑같은 결과라는 얘기다.

특히 척추협착증은 사진 판독 결과 나타난 병의 진행 단계와 증상이 비례하지 않으며, 무릎관절의 퇴화 정도도 사진에 비례하지 않는다. 사진 상에서는 디스크 탈출이나 협착이 매우 심해도 멀쩡하게 생활하는 사람도 많고, 그런 변화가 거의 없어도 통증에 시달리는 일은 얼마든지 있다. 사진만 보고 자기 몸을 진단하는 것은 퇴화 과정에서도 적응 능력을 발휘하는 자연의 힘을 무시하는 것이다. 사진은 만성통증의 진단 과정에서 환자의 증상을 듣고 이학적 검사를 마친 뒤 그 증상이 일치하는지 확인하는 수준에서 활용하는 것이 바람직하다.

만성통증을
진단하기
어려운 이유

나는 의과대학에 다닐 때 결혼했다. 아내는 첫아이를 낳고서 허리가 아프고 다리가 저리다며 다리를 질질 끌고 다녔다. 병원에 가서 촬영을 해봤지만 아무런 이상이 없었다. 그렇게 몇 개월이 흐르자 나는 아내가 엄살을 부리는 것일지도 모른다고 생각했다. 그래서 아내가 아프다고 해도 외면할 때가 많았다. 아내는 출산 후 찾아온 통증과 그것을 외면하는 남편, 이 두 가지 고통을 감내하느라 적잖이 마음고생을 했을 것이다. 무지하게도 그때의 나는 아내의 말보다 촬영결과에 더 의존했으니 말이다.

만성통증은 사진이 중요한 의미를 차지하는 병이 아니다. 그런데도 사람들은 의사보다 첨단 의료 장비를 더 신뢰하는 듯하다. 몸이 아파서 의사를 찾아왔으면서도 일단 사진부터 찍어달라는 환자가 많은 걸 보면 말이다. 물론 객관적인 자료보다 의사의 이학적 검사를 신뢰하고 용단을 내리는 환자도 많다.

어느 날, 척추 수술을 몇 시간 앞두고 있다는 환자 한 분이 나를 찾아왔다. 수술 받기 전에 꼭 한 번 내게 진료를 받아보고 싶다는 것이었다. 어려운 일이었지만 지인의 간곡한 부탁을 받은 터라 진단을 했다. 사진 상으로 보면 그 환자는 분명 요추 5번과 천추 1번 사이의 추간판탈출증이었지만 이학적 검사에서는 그 위쪽 요추 4번과 5번 사이가 문제라는 진단이 나왔다. 그리고 굳이 수술하지 않더라도 어렵지 않게 치료할 수 있는 상태였다. 그는 나의 설명을 들은 뒤 수술을 미루고 보존적 치료를 시작했다. 그리고 얼마 뒤 깔끔하게 완치되었다.

사실 환자들이 이런 용단을 내리기는 쉽지 않다. 앞서 소개한 환자 역시 사진 판독 결과에만 의존했다면 분명 수술을 했을 것이다. 큰 병원의 수술 잘한다는 의사가 기다리고 있는데 그처럼 용기 있는 결정을 내리기는 쉽지 않다. 하지만 그는 어떤 경우에도 수술보다 나은 방법이 있다면 그것을 선택해야 한다고 믿고 있었다. 일단 몸에 칼을 대면 되돌릴 수 없음을 알았기에 진정으로 자신의 몸을 위하는 방법을 선택할 수 있었다.

우리 가족 중에도 비슷한 사례가 있었다. 내가 캐나다에 파견 나가 있을 때 장모님이 심한 척추협착증과 후관절증, 척추전방전위증으로 고생하셨다. 장모님은 모든 병원에서 수술을 권유받았지만 수술 범위가 너무 커서 망설일 수밖에 없었다. 장모님은 내게 전화를 걸어 장시간 의논하셨고, 나는 걸어 다니고 활동할 수 있다면 수술을 하지 않는 것이 좋겠다고 말씀드렸다. 장모님은 통증을 참으며 사위가 돌아오기를 기다렸다.

그리고 나는 한국에 돌아오자마자 장모님을 치료하기 시작했다. 치료를 받는 와중에도 통증은 좀체 수그러들지 않았다. 하지만 장모님은 지독한 통증을 견디며 치료를 감내하셨다. 치료를 하면서도 장모님께 내가 치료한다고 해서 모든 통증이 깨끗이 없어지는 것은 아니라고 설명했다.

"많은 사람들이 나이를 먹으면서 이런 병을 겪게 됩니다. 하지만 협착이 심해도 활동에 불편이 없는 경우도 있습니다. 이제 통증을 평생 친구로 생각하며 지내셔야 합니다."

지금도 장모님은 주기적으로 통증이 나타나지만 그때처럼 심각하지는 않다. 일상생활을 하는 데 지장이 없고 정신적으로도 안정되어 "견딜 만하다"고 말씀하신다. 그리고 이제는 좁아지거나 앞으로 밀려난 척추가 장애나 통증을 일으키는 결정적인 이유가 아니라는 사실도 이해하신다. 더욱 감사한 일은 15년이 지난 지금은 전보다 훨씬 호전된 상태를 유지한다는 것이다.

인간은 하나의 자연이다. 자연은 손상되었을 때 스스로 고칠 수 있는 능력을 갖고 있다. 그 능력을 무시하면 안 된다. 암에 걸린 환자에게 항암제를 투여하면 암세포가 없어지기도 하지만 전혀 효과가 없는 경우도 많다. 이는 항암제가 암을 치료하는 근원적인 방법이 아니라는 것을 말해준다. 암은 대부분의 성인병처럼 염증의 결과로 나타나고, 몸이 스스로 염증을 조절할 수 없다면 절대 없어지지 않는다.

염증을 조절하고 없애는 것은 우리 몸의 몫이다. 항암제는 치료의 견인차 역할을 할 뿐이다. 염증을 조절하는 근본적인 방법은 몸의 면역력을 강화하는 것이다. 이것을 다른 각도에서 보면 신경의 역할이 중요하다. 신경이 건강하면 염증도 잘 생기지 않고, 생겨도 쉽게 조절할 수 있기 때문이다. 다른 성인병과 마찬가지로 건강한 신경을 만드는 것이 만성통증을 예방하고 치료하는 첩경이다.

갑자기 오면 급성통증, 오래되면 만성통증?

몸을 움직이려고 할 때 갑자기 나타나는 통증은 어딘가 손상이 있음을 알리는 우리 몸의 반사작용이다. 이는 마치 무릎을 두드리면 자기도 모르게 발이 툭 튀어 오르는 현상과 같다. 때에 따라서는 단순한 통증을 넘어서 붓거나 열이 나거나 발적을 동반하기도 한다. 이것은 손상이 있다는 또 다른 증거이며, 손상으로부터 회복하려는 몸의 신호_{염증 반사}이기도 하다.

겉으로 드러나는 대부분의 통증은 시간이 지나면 회복된다. 문제는 시간이 지나도 좋아지지 않는 통증이다. 염증이 가라앉았는데도 통증이 계속된다면 신경 자체가 변화되었음을 의미한다. 이를 와인드업_{wind up} 현상이라고 한다.

야구를 하다 팔꿈치를 다쳤다고 가정해보자. 3주 정도 지나니 다친 부위가 다 나았다. 그런데 이제는 팔꿈치 전체가 아프다. 또 다른 예로 교통사고가 났다. 목이 휘청해서 목뒤의 관절과 인대를 다

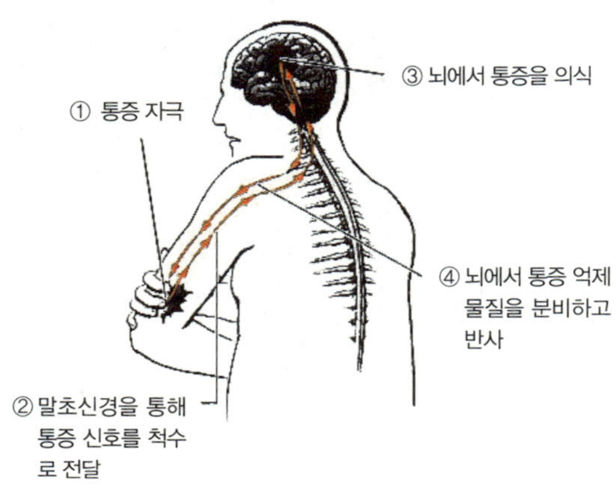

만성통증의 기전

쳤다. 그런데 2주쯤 지나자 좋아지는가 싶더니 두 달이 지났는데도 계속 아프다. 시간이 흐를수록 아픈 정도가 심해진다. 그러더니 귀에서 윙윙 소리가 들리고, 갑자기 현기증도 나고, 소화도 안 되고, 피로하고, 잠도 잘 오지 않는다. 아픈 부위는 목에서 등과 어깨로 내려오고 결국에는 전신 통증으로 이어져, 이렇게 살 바에는 죽는 것이 낫겠다는 생각마저 든다.

첫 번째 사례는 약간 척수까지 와인드업된 것이고, 두 번째는 많이 뇌까지 와인드업된 것이다. 특정 부위에서 병변이 발생하면 통증 신호가 그림에서처럼 뇌로 전달된다. 그러면 뇌는 아프다고 인식하고, 통증을 덜 느끼도록 신호를 보내고, 빨리 회복되도록 여러 반응을 발생시킨다. 그 반응 가운데 하나가 아픈 곳을 덜 움직이도록 근육이나 힘줄이 긴장되는 것이다. 불이 나면 소방서에 연락하고, 그러면 소방차가 출동해 불을 끄고 복구 작업을 하는 것과 같은 이치다.

그런데 소방차가 한 번 출동할 때마다 정부에서 소방서에 돈을 준다면 어떻게 될까? 그리고 소방서에서 화재를 신고한 사람에게 돈을 준다면? 사람들은 돈에 욕심나서 조그만 불씨만 보여도 불이 났다고 신고할 것이고, 그때마다 소방차가 출동한다. 처음에는 일부 지역에서만 일어나지만 시간이 지나면 전국을 관할하는 소방방재청이 불법에 개입하고, 이를 관리하는 상부 기관에도 부정부패가 만연할 것이다. 결국 하루 종일 전국에서 화재 신고와 소방차 출동이 이어질 것이다. 이것이 바로 과도하게 와인드업된 경우다.

첫 번째는 정상적인 통증이고 두 번째는 비정상적인 통증이다. 다시 말하면 첫 번째는 급성통증이고 두 번째는 심각한 형태의 만성통증이다. 급성통증이 손상 때문이라면 만성통증은 신경의 과민화 때문에 나타난다. 만성통증은 통증으로 끝나지 않고 뇌의 여러 부분을 과민하게 만들어

① 우울증이나 불안증과 등의 심리적 장애

② 집중력 저하나 기억력 저하 등의 인지능력 장애

③ 소화불량이나 눈이 마르고 시린 증상, 쉽게 목이 마르고 사례에 걸리며, 어지럽고 밤에 귀에서 윙윙 소리_{이명}가 나는 등의 자율신경 장애

④ 만성피로

등 여러 현상이 동시에 나타난다.

일이 이렇게까지 번지면 통증은 몸의 왼쪽이나 오른쪽 전체 또는 전신의 통증으로 확대되어 일상생활이 어려워지는 단계에 이른다. 만성통증에서는 어느 부위까지 과민화되었는지가 치료와 예후에 매우 중요한 영향을 미친다. 예를 들어 팔만 아픈지, 다리만 아픈지, 그보다 상태가 심각해져서 온몸의 절반이 아픈지, 더 심각해져서 전신이 돌아가면서 아픈지 확인해야 한다. 아픈 부위가 넓다는 것은 좀 더 상위 기관의 문제가 동반되었음을 의미한다. 앞에서 화재 신고의 예를 든 것처럼 어느 부위까지 부패했느냐에 따라 부정 신고 사례 건수가 달라지기 때문이다.

만성통증의 치료와 예후를 판정하는 두 번째 변수는 통증이 얼마나 오래되었는가 하는 것이다. 만일 통증이 오래되었다면 뇌 속에 기억이 각인되어 치료가 끝난 뒤에도 통증이 완벽하게 사라지지 않는다. 이 역시 과민화의 결과다.

만성통증에서 예후를 좌우하는 또 다른 인자는 스스로 재생하는 능력이 얼마나 있는가 하는 것이다. 만일 심각한 당뇨가 있다든지 뇌의 병변으로 운동 능력을 잃었다면 재생 능력도 같이 저하된다. 따라서 기저 질환이 잘 관리되어야 만성통증도 호전을 기대할 수 있다. 퇴행성관절염처럼 구조적인 변화 때문에 통증이 오는 경우도 그 자체를 해결하는 것이 급선무다.

물론 구조적인 문제를 해결한다고 통증이 깨끗이 사라지지는 않는다. 퇴행성관절염으로 무릎을 펴거나 구부리기 어려운 경우, 손상된 무릎에 반복적으로 자극이 가해져 염증이 발생하고 통증이 생기는 것이라면 적절한 치료나 수술을 받고 나면 통증이 씻은 듯이 사라져야 한다. 그런데 무릎을 지배하는 신경이 과민화된 경우에는 치료나 수술이 끝난 뒤에도 통증이 남는다. 이미 와인드업 현상이 일어나 통증이 뇌에 각인된 것이다.

이렇게 뇌에 각인된 통증은 죽기 전에는 없어지지 않는다. 통증이 각인되는 정도는 아픈 범위가 넓을수록, 아픈 기간이 오래될수록, 구조적인 이상이 심하게 동반될수록 강렬하다. 이처럼 통증이 폭넓게, 장기간 구조적인 문제를 동반해서 각인되면 완치하기 어렵다.

만성통증은
결국
신경의 병

만성통증을 흔히 신경통이라고 한다. 정확한 표현은 아니지만 맞는 말이다. 신경이 제 역할을 하지 못하고 너무 과도하게 반응해서 생기는 병이 만성통증이기 때문이다. 신경이 통증을 불러일으키는 이유는 크게 두 가지로 생각해볼 수 있다.

그중 하나는 인간의 신경이 다른 동물에 비해 재생 능력이 떨어진다는 점이다. 모든 동물의 종은 재생과 분화의 역상관관계를 가지고 있다. 즉 분화 능력이 뛰어나면 재생 능력이 낮고, 반대로 재생 능력이 뛰어나면 분화 능력은 떨어진다. 인간은 이 두 가지 능력 중 분화 능력이 매우 뛰어나다. 그래서 자연과 어울릴 줄도 알고 자연을 이용할 줄도 안다. 인간은 모든 동물 중 유일하게 완벽한 직립을 하며 무한대의 학습 능력을 지니고 있다. 또한 팔과 손이 매우 정교해서 섬세한 작업을 해낸다. 하지만 팔이나 다리가 잘리면 다시 생겨나지 않는다. 생후 24개월 이전에 손가락 한 마디가 잘려나가는 경우에는 완벽하게 재생할 수 있다는 보고가 있었지만, 이 또한 흔히 볼 수 있는 현상은 아니다. 반면 하등동물은 분화 능력보다 재생 능력이 뛰어나 손상된 부분을 재생하고 새것으로 바꿈으로써 생존 경쟁력을 확보한다. 이렇게 종에 따라 뛰어난 능력이 다르다는 사실을 항상 기억해야 한다.

어느 날, 쥐에게 암을 유발시켜놓고 특정 물질을 주입해 암을 치료하는 실험에 성공했다는 소식이 들려온다고 생각해 보자. 신문에는 머지않아 암이 정복되리라는 기사가 실리고, 여기저기서 쥐에게서 암세포가 없어졌으니 인간에게도 그 같은 일이 생길 것이라고 기대한다. 그러나 쥐의 암을 완치했다는 연구 결과를 바로 인간에게 적용할 수 없다. 인간과 쥐의 재생 능력에는 큰 차이가 있기에 단지 작은 가능성이 열렸다고 생각하는 것이 정확하다.

도롱뇽의 재생 능력은 더욱 뛰어나다. 도롱뇽의 꼬리나 다리에 암을 발생시킨 후 암이 전신에 퍼지게 한다. 그리고 암이 퍼진 뒤 처음에 암이 발생한 부위를 잘라버리면 그 부위가 다시 자라나면서 재생 능력이 극대화되고, 전신에 퍼졌던 암도 말끔하게 사라진다. 하지만 이 역시 인간에게 기대할 수 없는 일이다.

플라나리아라는 아주 작은 편형동물도 탁월한 세포 재생 능력 때문에 실험실에서 자주 사용된다. 플라나리아는 재생 능력이 뛰어나 몸통 어디를 잘라도 다시 원래 모양을 되찾는다. 재생 능력이 왕성한 이들에게 죽음이란 있을 수 없다. 단지 늙은 세포가 새로운 세포로 바뀔 뿐이다. 반대로 이들의 분화 능력은 매우 약하다.

하지만 분명한 사실은 인간에게도 재생 능력이 있다는 것이다. 나이가 들수록, 장애가 많을수록 좀 더 큰 저항에 부딪히지만 그럼에도 모든 질병의 치료에는 인체 스스로 자신의 몸을 보호하려는 능력을 최대화시켜 이용하는 것이 최선의 방법이다.

신경이 통증을 불러일으키는 두 번째 이유는 나이가 들면서 신경이 퇴화하기 때문이다. 신경은 가장 먼저 성장하여 다른 조직의 성장을 유도하고 관리하지만 스스로는 가장 빨리 퇴화된다. 사람의 신경은 사춘기를 지나면서 퇴화를 시작한다. 더구나 신경은 재생되는 조직이 아니다 보니 한번 손상된 신경이 스스로 되살아나는 것은 불가능하다. 따라서 신경의 손상을 얼마나 적게 그리고 늦게 오게 하느냐가 만성질환의 예방과 치료에 결정적인 영향을 미친다. 실제로 대부분의 만성질환은 염증 조절이 제대로 이루어지지 않아서 발생하며, 이미 많은 논문이 염증 조절 실패와 신경 반사와의 관계에 대해 다루고 있다. 건강한 신경을 유지하는 것이 건강과 장수의 비결이라는 반증이다.

종종 군부대 내 총기 사고 뉴스를 접하게 된다. 건강한 대한민국 청년이라면 누구나 가야 하는 군대에서 이런 사고가 생길 때마다 우리는 내 일처럼 가슴 아파하고 내 아들의 일처럼 걱정한다. 나라를 지키고 전우를 지키기 위해 입대한 청년들이 아군에게, 그것도 같은 내무반에서 생활하는 가족 같은 동료에게 총기를 난사하다니

믿을 수 없는 일이다.

그런데 이런 현상은 우리 몸에도 존재한다. 몸에 상처가 나면 염증 반응이 일어나 상처 부위를 회복시킨다. 또 외부에서 세균이 침입해도 염증 세포가 이 세균을 무찌른다. 염증은 외부의 손상과 내부의 병변을 스스로 치료하고 재생하는 데 필수적인 현상이다.

그런데 어떤 이유로 조절할 수 없이 염증이 과다해지고 오랫동안 지속되면 암이나 파킨슨병, 알츠하이머, 중풍, 만성통증 등 만성질환의 원인이 된다. 군부대 내 총기 난사 사건처럼 적에게 쏘아야 할 총을 아군에게 쏘는 격이다. 류머티즘처럼 전신에 염증이 나타나 조절이 되지 않는 경우도 있다. 이는 군 전체가 기강이 해이해져 말을 듣지 않는 것과 같다. 면역력이 떨어져 병에 걸리는 것은 군의 사기가 저하되고 훈련이 안 되어 적을 방어할 기력이 약해졌음을 의미한다.

노화에는 반드시 염증 조절 능력의 저하가 동반된다. 노화를 설명하는 학설에는 여러 가지가 있다. 생화학적 시각에서는 항산화물질의 활성화나 활성산소에 의한 세포 손상을 거론하고, 유전학적 측면에서는 수명을 결정하는 유전인자나 세포분열 때 DNA의 손상을 들추어낸다. 또 면역학적으로는 나이가 들면서 혈액 속의 임파구 수가 줄어드는 것 등으로 노화를 설명한다. 그중 어떤 것이 맞다고 단언할 수 없지만 분명한 사실은 신경이 건강하면 노화와 질병에서 좀 더 자유로워질 수 있다는 것이다. 하나의 예로 조로증* 환자의 경우, 비록 나이가 어리다 할지라도 암이나 심장병, 중풍 등이 찾아온다.

그렇다면 신경을 건강하게 관리해서 염증 조절 능력을 활성화하고 노화를 지연시키는 방법은 무엇일까? 나는 환자들에게 운동과 식이요법, 스트레스 관리 등 세 가지를 강조한다.

중추신경은 퇴화되거나 죽은 부분이 있어도 남아 있는 세포를 연결해주는 기능이 있다. 여기에는 훈련이 필요한데, 가장 좋은 훈련은 항상 바른 자세를 유지하고 일주일에 2회 이상 땀을 흘릴 정도로 운동을 하는 것이다.

또한 식단은 탄수화물과 단백질, 지방을 과다하게 섭취하지 않도록 주의하며 채소와 과일을 다량 섭취하고, 화학적 식품첨가물이 들어 있는 가공식품을 피해야 한다. 더불어 일회용 용기 사용을 자제해 염증에 노출되지 않도록 밥상 관리에 각별히 신경 써야 한다.

스트레스 관리는 생각보다 훨씬 더 중요하다. 우리는 흔히 살아가다 보면 스트레스는 피할 수 없는 것이라고 생각하지만, 스트레스는 이겨내기 위해서 있는 것이다. 스트레스 자체가 위험을 알리는 경보이기 때문에 스트레스가 없다는 것은 오히려 위험한 일이다. 스트레스 상황을 피할 수 없다면 스트레스를 이겨낼 힘을 기르면 된다.

우리 몸은 대부분 자연의 법칙을 철저히 따르면 건강해진다. 현

• 조로증progeria : 길포드증후군Gilford Syndrome이라고도 한다. 몸이 작고 피부에 주름이 많은 등 모습이나 행동이 노인처럼 보인다. 원인은 대부분 선천적인 내분비계, 특히 부신피질·뇌하수체 전엽의 발육부전 때문이라고 본다.

대인이 겪는 운동 부족이나 잘못된 식습관, 과도한 스트레스는 자연을 거슬러 살아서 생기는 것들이다. 자연을 거슬러 사는 것이 곧 병이다. 인간은 하나의 자연이며 인체의 흐름은 자연의 법칙을 따르고 있다는 것을 간과해서는 안 된다.

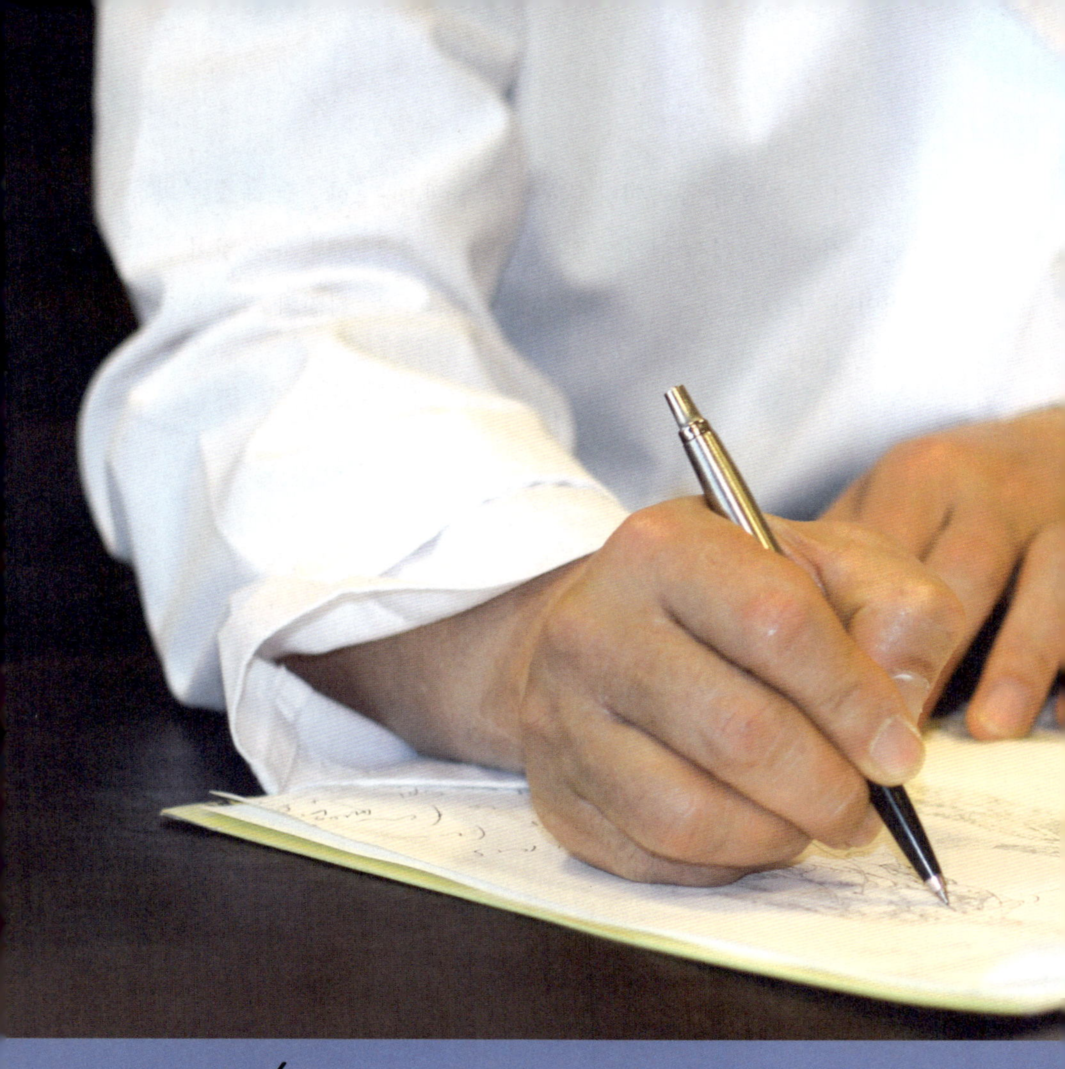

part 4

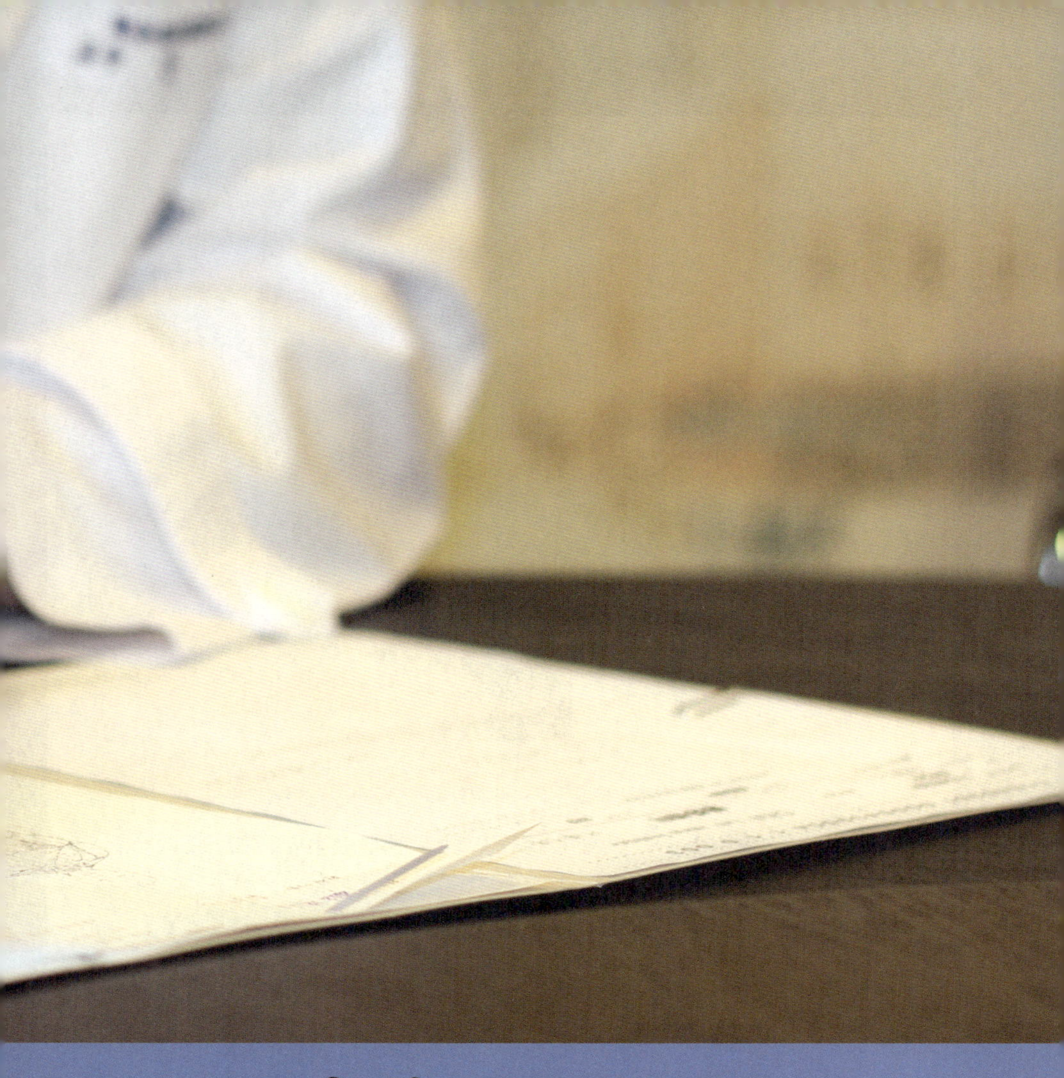

만성통증을 부르는
대표 질병 6가지

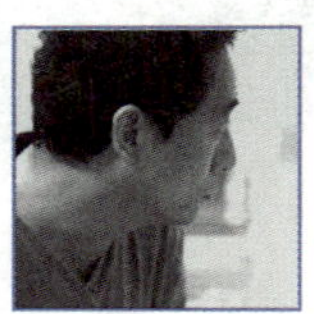

때로 수술은 오히려 퇴화를 부추긴다.

수술은 할 수 있는 모든 방법의 치료를 시도한 후 선택하는 최후의 수단이다.

우리 몸의 기둥이라고 할 수 있는 척추는 여러 개의 뼈로 구성되어 있다. 목뼈 7개, 등뼈 12개, 허리뼈 5개로, 이 24개의 뼈가 길게 연결되어 인체의 중심 골격을 만든다. 허리뼈 뒤에는 신경이 지나가는데, 여러 가닥의 전깃줄처럼 모여 있는 신경이 하나하나 허리뼈 사이를 관통해 팔과 다리, 몸통으로 연결된다. 그리고 그 뒤에는 척추관절이 자리하고 있다. 따라서 허리뼈가 과도하게 흔들리면 허리뼈 뒤의 신경이 다치거나 척추관절에 부하가 걸린다.

허리가 아픈 원인은 크게 다섯 가지인데 허리가 삐었을 경우와 척추후관절증, 디스크탈출증, 척추협착증, 척추전방전위증을 꼽는다. 이중 척추전방전위증은 척추가 흔들리면서 앞으로 전위된 상태를 가리키는데 요추 4-5번, 요추 3-4번, 요추 5번-천추 1번 사이에서 주로 나타난다. 척추전방전위증은 최소 전 국민의 5퍼센트 이상에서 나타날 정도로 흔한 척추 질환이지만 전위가 있어도 통증이나 별다른 증상이 없는 사람도 많다.

허리가 흔들리면 심각한 허리 병을 유발할 수 있으므로 척추가 조금이라도 흔들린다고 느낀다면 주의 깊게 관찰해야 한다. 허리가 흔들리면 디스크가 탈출하고, 이 때문에 압력을 받은 뒤쪽 관절이 커지고, 결과적으로 척추협착증이나 관절증으로 진행되는 일이 많다. 또한 척추의 흔들림이 매우 심하거나 흔들림 때문에 척추협착증이 생기면 신경이 손상되어 마비가 오는 일도 종종 있다.

척추전방전위증은 나이를 먹으면서 발생하는 퇴행성 질환이다. 하지만 요즘은 젊은 사람들에게서도 심심치 않게 나타난다. 특징적인 증상은 오래 앉아 있거나 앉았다 일어날 때 허리에 통증이 생기며, 특정 자세를 취할 때나 오래 걸었을 때 다리에 통증이 나타난다. 더러는 허리 통증 없이 다리 통증만 나타나기도 한다. 증상이 심해지면 10미터 이상 걷지 못하고 주저앉는다. 만일 항문 괄약근이 약해져서 변을 참을 수 없거나 소변이 잘 나오지 않으면서 항문 쪽의 감각이 무뎌지면 응급수술이 필요할 수 있으니 즉시 병원에 가야 한다.

척추의 흔들림을 관찰하기 위해서는 다양한 자세의 사진이 필요하다. 사진 판독 결과는 정상이라도 척추가 흔들리고 있는 경우가 많기 때문에 자세를 바꿔가며 다양한 각도에서 사진을 찍어 진단의 정확성을 기해야 한다. 예를 들어 누워서 사진을 찍으면 밀려난 부위가 그 순간 다시 제자리를 찾아 아무 문제가 없는 것처럼 보인다. 하지만 허리를 뒤로 젖히게 하고 손으로 직접 만져보면 밀려난 부위를 확인할 수 있다. 따라서 반드시 의사가 직접 환자의 허리를 만져보고 진단을 내리고 그 뒤에 사진으로 확인하는 과정을 거쳐야 한다. 사진 촬영은 MRI보다는 CT가 더 정확한 결과를 보여준다.

척추전방전위증은 관절이 얼마나 흔들리냐에 따라 1~4단계로 나뉘는데, 3단계 정도가 되면 50퍼센트 이상 흔들려 허리 스스로 지탱할 능력이 없다고 보아야 한다. 하지만 3단계 미만인 대부분의 경우에는 스스로 좋아지거나 비수술적 치료만으로 안정을 되찾을 수 있다. 따라서 특별한 문제가 발생하지 않는다면 수술을 하지 않는 것이 원칙이다.

최근에 발표된 논문들을 보면 50퍼센트 이상 전위가 있는 척추전방전위증과 척추협착증이 동시에 나타난 환자는 수술이 비수술보다 좋은 예후를 가져온다고 한다. 이것은 당연한 결과인지도 모른다. 전위가 50퍼센트 이상 진행되어 통증이 일상생활에 지장을 줄 정도라면 수술을 하는 것이 좋다. 하지만 50퍼센트 이상 전위가 있는 환자는 그리 많지 않고, 설사 그렇다 하더라도 증세가 심각하지 않다면 반드시 수술을 해야 하는 것은 아니다.

마비 증상이 나타나면 즉시 수술을 해야 하지만 대부분의 사람들은 실제로 마비 증상이 나타나는 것과 통증 때문에 움직이기 힘든 것을 혼돈스러워한다. 대부분은 마비가 아니라 아파서 움직이지 못하는 것이므로 못 움직이겠다는 생각이 들면 시간을 두고 통증의 양상을 살피는 것이 좋다.

얼마 전, 한 방송 프로그램에서 탤런트 A씨의 허리 사진을 보면서 척추전방전위증이니 당장 수술해야 한다는 내용이 방영된 적이 있었다. 만일 그가 진단 전에 이미 극심한 통증을 호소했다면 바로 수술을 고려했을 것이다. 그러나 아직 극심한 통증이 없고 일상생활에서 거의 불편을 느끼지 못한다면 사진 판독 결과만으로 수술을 결정해서는 안 된다.

특히 앞으로 장애가 발생할 수 있으니 미리 수술해야 한다는 것은 말이 안 된다. 그보다 더 심각한 전방전위증에서도 마비가 오는 사례는 극히 드물기 때문이다. 더욱이 서둘러 수술했다고 병이 완치되는 것도 아니다. 대부분의 경우, 수술은 오히려 퇴화를 부추긴다. 또한 수술한 후에는 수년 안에 수술로 고정한 관절의 위쪽이나 아래쪽이 다시 흔들리는 결과를 불러온다. 수술한 관절은 괜찮을지 몰라도 이웃 관절에 재발이 되는 것이다. 이렇게 되면 결국 재수술을 해야 한다. 따라서 3단계 미만의 척추전방전위증에서는 가급적 수술을 하지 않는 것이 좋다.

척추관협착증, 문제는 보이는 증상보다 숨어 있는 원인이다

형광등 배선을 할 때 전깃줄을 너무 꽉 조여 묶으면 전깃줄 피복이 벗겨지면서 합선되어 형광등이 깜빡인다. 사람들 눈에 보이는 문제는 형광등이 깜빡이는 것이지만 근본적인 문제는 전깃줄에 있다. 척추관협착증도 비슷하다. 척추관협착증은 주로 다리 통증 때문에 문제를 감지한다. 이때 다리 통증이 깜빡이는 형광등이라면 피복이 벗겨진 전깃줄에 해당하는 것이 바로 신경이다. 다리에 문제가 있어서 아픈 것이 아니라, 허리를 지나는 신경이 손상되어 다리에 통증이 나타나는 것이다.

대부분의 사람은 나이가 들면서 척추 불안정을 겪는다. 척추 하나하나를 묶고 있는 끈들이 느슨해지면서 척추가 미세하게 흔들리는데, 이때 허리에 충격이 가해지면 척추 안의 신경이 손상된다. 이 같은 문제가 만성으로 진행되어 디스크의 퇴행성 변화를 초래하고, 디스크를 싸고 있는 섬유륜을 딱딱하고 잘 해지는 구조로 만들며,

관절에 불필요한 뼈가 자라게 만들고, 관절 앞의 황색 인대를 두껍게 하여 신경을 손상시킨다. 이런 작은 손상이 반복되면서 통증과 장애가 나타나는 것이 척추관협착증이다.

문제는 척추관협착증 역시 척추전방전위증처럼 검사 결과와 증상이 일치하지 않는다는 데 있다. 어떤 경우에는 척추관이 상당히 좁아졌는데도 전혀 증상이 없는가 하면, 별로 좁아지지 않았는데도 극심한 증상이 나타나기도 한다. 척추관이 좁아진 정도와 증상이 비례하지 않고, 통상적으로 척추관이 좁아진 것도 통증이나 장애와 상관관계가 없다. 이 문제에 관한 한 상식을 기준점으로 삼아서는 안 된다.

이 수수께끼를 풀자면 신경과 뇌척수액의 비밀을 알아야 한다. 뇌와 척추관 안의 신경에는 뇌척수액이라는 액체가 흐르고 있다. 뇌척수액은 피가 들어와서는 안 되는 부위에 피를 대신해 산소와 영양을 공급하는 역할을 한다. 심장에서 나온 피의 일부가 뇌척수액으로 변해 뇌와 척추를 한 바퀴 돌고 나서 다시 피가 되어 심장으로 들어간다.

이때 척추관이 좁아지면 뇌척수액 공급이 원활하게 이루어지지 않는다. 피가 압력이 높은 곳에서 낮은 곳으로 공급되는 것처럼, 뇌척수액도 압력 차이에 의해 공급되는데 척추관이 좁아져 압력이 높으면 뇌척수액이 잘 흐르지 못한다. 노인들이 조금만 걸어도 다리의 힘이 빠지고 아픈 것도 바로 이 때문이다. 노인들이 길을 걷는 도중에 걸음을 멈추고 몸을 앞으로 굽히거나 쪼그려 앉는 것은 뇌척수액을 원활하게 공급받기 위한 본능적인 행동이다.

척추관협착증 수술을 가급적 자제해야 하는 이유가 바로 여기에 있다. 수술로 협착된 부위를 넓힌다 해도 실질적으로 신경에 영양을 공급하는 뇌척수액의 흐름이 좋아지지는 않는다. 수술 후에도 뇌척수액의 압력은 전혀 낮아지지 않으며 오히려 올라가는 경우도 있다. 좁아진 부위를 넓히면 해결된다는 상식이 통하지 않는다.

실제로 척추관협착증의 수술 결과는 비수술 요법에 비해 더 낫다거나 그렇지 않다고 단언하기 어려울 만큼 변수가 크다. 증상이 매우 심각하다면 분명 수술이 도움이 되지만 수술이 필요한 사례는 극히 드물다.

결론적으로 얘기하면 척추관협착증의 수술 성공률은 매우 낮은 편이다. 15~40퍼센트의 환자가 수술이 잘 되어도 전혀 호전되지 않거나, 시간이 지나면서 다시 악화되거나, 수술 전보다 더 극심한 통증에 빠질 수 있다. 이를 '실패한 수술 증후군'이라고 한다. 실패한 수술 증후군 환자 중에는 통증이 상상을 초월하는 경우도 있어 '최고의 요통은 인간이 만드는 것'이라는 말이 있을 정 도다.

재수술을 받는 경우 성공률은 더 낮아진다. 또 성공한다 해도 증상이 눈에 띄게 개선되지 않기 때문에 기대만큼 장기적이고 편한 결과를 가져오지 못한다.

오히려 보존적인 요법이 잘 이루어지는 경우, 극심한 일부를 제외하고는 수술과 비슷한 효과를 기대할 수 있다. 보존적인 요법은 최소한 실패한 수술 증후군을 만들지 않는다. 과거에는 나이가 들면 수술이 어려우므로 되도록 일찍 수술하는 편이 낫다는 말도 있었다. 하지만 지금은 수술이 오히려 퇴화를 가속화한다고 믿는 사람이 많으므로 수술 시기를 무리하게 앞당길 필요는 없다.

추간공협착증, 디스크 탈출보다 흔하고 심각하다

뇌에서 출발한 신경은 인체 중앙의 척추관을 지나 척추 밖으로 나와 팔과 다리, 몸통으로 이어진다. 신경이 척추 바깥으로 나오는 출구를 '추간공'이라고 한다. 목뼈에서는 특히 추간공이 중요하다. 추간공은 목뼈의 몸통과 관절 사이에 자리하는데, 신경이 이 구멍을 지나가는 과정에서 손상이 자주 발생한다. 사실상 목뼈에서는 디스크 탈출보다 이 문제가 더 흔하고 심각하다.

추간공을 지나는 신경이 긴장되어 있으면 구멍을 지날 때 손상되기 쉽고, 추간공이 좁아지면 추간공협착증 신경이 연결된 팔이나 다리, 몸통에 통증이 온다. 신경의 기능이 떨어지면 적절한 반사가 이루어지지 않아 근육이 위축되거나 마비가 올 수 있으며, 처음에는 해당 신경 가닥이 지배하는 부위만 아프다가 차츰 아픈 부위가 넓어진다.

이처럼 신경의 기능이 저하되어 반사작용에 문제가 생기는 것을 흔히 '통신 장애'라고 표현한다. 사람 몸에서 생기는 통신 장애는 크게 세 경우로 나뉜다. 첫 번째는 신경이 척추에서 빠져나오는 곳이 손상되는 경우로, 뇌와 말단 부위를 연결시키는 전기선에 중간에 마찰되는 곳에서 문제가 생겨 통신이 두절된 것이다. 두 번째는 손이나 팔목 같은 말단 부위에서 반복적으로 손상이 일어나는 경우로, 불필요한 정보가 과도하게 많이 전달되면서 신경에 혼선이 생기는 것이다. 세 번째는 뇌가 노쇠하거나 중풍 같은 병으로 통신 기능을 적절히 수행하지 못하는 경우다. 정보를 보내는 데는 문제가 없지만 최종적으로 받아들이는 사령부가 손상된 것이다.

추간공협착증은 이중 첫 번째 경우에 해당된다. 전선이 문틈에 끼인 것처럼, 신경이 빠져나오는 추간공의 문제 때문에 목이나 팔이 저리게 된다. 추간공의 문제는 주로 나쁜 자세나 노화 때문에 경추가 흔들리는 것을 막기 위해 추간공 앞뒤 구상돌기와 후관절의 관절이 자라나서 신경이 지나는 구멍이 좁아지면서 발생한다.

하지만 구멍이 좁아진 것만으로 통증이 발생하지는 않는다. 좁아진 구멍을 지나는 신경에 마찰이 생기면서 뒤나 옆으로 목을 젖힐 때 팔에 찌릿찌릿한 통증이 발생한다. 이는 신경 껍데기가 자극을 받아 오는 통증으로, 시간이 지나면 감각이 둔해지면서 통증이 사라지는 경우가 많다. 그런데 이 마찰이 신경 껍데기를 건드리는 수준을 넘어 좀 더 깊이 진행되면 저리듯 묵직한 통증이 기분 나쁘게 계속되며, 특히 장시간 일한 뒤에 극심한 통증이 나타난다.

목에 추간공협착증이나 디스크탈출증이 있을 때는 목 주위의 근육과 힘줄, 신경의 긴장을 풀어주어야 한다. 특히 신경의 긴장을 풀어주는 것이 중요한데, 일반적으로 소통 능력이 떨어진 신경이나 말단 조직은 더 긴장하여 마찰이나 손상이 가중되는 악순환이 일어나기 때문이다.

다행히 목의 추간공협착증이나 디스크탈출증은 비수술적 요법에 잘 반응하므로 수술을 서두르지 않아도 된다. 단, 심각한 마비가 발생한다면 응급수술을 해야 한다.

목의 디스크탈출증이나 추간공협착증은 모두 자세와 관계가 깊다. 척추는 목, 등, 허리 등이 유기적으로 움직인다. 그러므로 골반이나 허리의 자세가 나쁘면 목 역시 자세가 흐트러질 수밖에 없다. 목부터 골반까지는 하나로 연결된 골격이므로 앉거나 걷거나 움직이는 모든 동작에서 바른 자세를 유지하기 위해 노력해야 한다.

퇴행성관절염,
나이에
비례하지 않는다

마라토너 이봉주와 축구 선수 박지성, 피겨 스케이팅 선수 김연아, 이 세 사람 중 누가 가장 먼저 퇴행성관절염을 앓게 될까? 많은 사람들이 나이가 가장 많고 무릎을 가장 많이 사용한 이봉주를 꼽을 것이다. 나이와 퇴행성관절염은 비례한다. 하지만 무릎을 많이 사용한 정도와 퇴행성관절염은 비례하지 않는다. 나이 든 사람 중에도 퇴행성관절염이 없는 사람도 많고, 젊은 나이에도 퇴행성관절염을 안고 사는 사람이 흔하다. 마라토너를 대상으로 한 연구 결과를 보면, 마라토너의 관절염 발생 빈도는 일반인과 비슷하다. '무릎을 많이 썼으니 퇴행성관절염이 발생하는 것'이라는 생각은 틀린 셈이다.

　관절 안에는 반월판이라는 구조가 무릎의 위아래 뼈 사이를 받치고 있다. 일반적으로는 반월판이 닳아서 통증이 발생하는 것으로 알려져 있지만 이곳에는 통증 수용체가 존재하지 않는다. 또한 이곳을 지나가는 혈류는 아주 적은 양으로 염증이 생길 수 있는 구조가 아니다. 문제는 주로 반월판 주위의 염증과 변화에서 시작된다. 반월판 주변 조직에서 염증과 손상이 반복되다 보면 반월판도 점차 퇴행성 변화를 겪고, 주위의 통증 수용체가 자라나 반월판 안으로 침범해 통증이 발생한다.

물론 박지성처럼 무릎 부상을 자주 겪는 축구 선수들은 일반인에 비해 퇴행성관절염의 빈도가 높다. 수술로 안정성을 되찾더라도 퇴행성 변화를 막을 수는 없다. 따라서 축구 선수들은 나이에 비해 일찍 퇴행성관절염이 발생할 가능성이 높다.

피겨 스케이팅 선수는 어떨까? 이들도 축구 선수와 마찬가지로 무릎 손상이 잦은 편이다. 또한 무릎이 가장 중요한 직업이기도 하다. 아직 20대 초반인 김연아 선수를 두고 관절염을 생각하는 것은 끔찍한 일이지만 나이가 어리다고 퇴행성관절염에서 자유로운 것은 아니다.

퇴행성관절염이 오는 직접적인 이유는 연골을 생산하는 뼈가 단단해져 더 이상 연골을 만들 수 없게 되거나 나이가 들면서 무릎을 잡아주는 인대가 헐렁해져 연골이 쉽게 손상되기 때문이다. 특히 슬개골이 움직일 때 통증이 나타나면 무릎 주위를 싸고 있는 조직들이 긴장해 퇴행성관절염이 더 빨리 온다. 계단을 내려갈 때 무릎이 아프다면 나이와 상관없이 퇴행성관절염을 조심해야 한다.

영국 카디프 대학교 생명과학부의 벤자민과 멕고나글Benjamin M. & McGonagle D.은 무릎 퇴행성관절염은 무릎 주위의 힘줄이나 인대가 뼈에 붙어 있는 부위에서 염증이 발생해 관절을 싸고 있는 주머니와 관절에 염증을 일으킨다고 보고하고 있다. 일반적으로 알려진 것처럼 관절 사이의 연골이 닳으면서 오는 퇴화가 아니라 힘줄이나 인대의 염증이 퇴행성관절염으로 이어진다.

따라서 관절 건강을 위해서는 관절 주위의 변화, 즉 근육의 압통이나 힘줄의 단단함, 슬개골을 움직일 때 오는 통증, 무릎 안쪽의 통증 등을 주의 깊게 관찰해야 한다. 이 같은 통증이 느껴진다면 되도록 빨리 적절한 치료와 운동을 실천해야 한다. 관절을 싸고 있는 주위 근육을 강화하고 이 근육들이 부드럽고 탄력 있게 움직이도록 관리하는 것이 가장 중요하다.

마라톤, 축구, 골프 등 관절에 영향을 미치는 운동을 할 때는 시작하기 전에 준비운동을 하여 관절 주위 근육을 충분히 이완시켜야 한다. 준비운동은 몸을 따뜻하게 하고 근육을 부드럽게 이완시켜 부상의 위험을 줄이고, 순발력을 강화해 운동의 성과를 높여준다. 또한 신경을 항상 건강하게 유지하기 위한 운동과 건강한 식단도 필수적이다. 신경의 기능이 떨어지면 힘줄과 인대가 퇴화해 퇴행성 관절염이 증가하기 때문이다.

또 하나 눈여겨볼 만한 연구는 무릎관절의 손상에 남녀 간의 차이가 있다는 점이다. 캐나다 보건의학연구소에서 실시한 연구 결과에 따르면, 여성 운동선수에게서 같은 나이의 남성 운동선수보다 5배 이상 무릎의 손상이 나타났다. 특히 16세 전후 여성들에게서 이런 현상이 많이 나타나며, 가임 기간의 여성이 남성에 비해 무릎 손상이 잦은 것으로 보고했다. 이는 곧 여성의 무릎은 남성의 무릎에 비해 40대 이전에는 부상에 취약하고, 그 이후에는 퇴행성관절염으로 고통 받을 확률이 더 높다는 것을 의미한다.

여기에는 몇 가지 가설을 세울 수 있다. 그중 하나는 여성들의 생리 주기와 관련된 호르몬 변화가 무릎을 잡아주는 인대를 약화시킬 수 있다는 것이다. 또한 임신 중에는 관절의 유연성이 더 커지기 때문에 자연스럽게 부상을 입을 확률이 높아진다. 또 다른 가설은 관절의 움직임이 정상보다 증가하는 '운동 기능 과잉증'이 남성보다 여성에게서 더 자주 발생하기 때문이라는 주장이다. 이 역시 가능성은 있으나 아직 뚜렷한 이유는 밝혀지지 않은 상태다.

퇴행성관절염 자가 진단법

무릎이 아플 때 자가 진단을 해보면 혼자서도 기초 검사를 할 수 있다. 무릎을 펴고 바닥에 앉아 손바닥으로 무릎 위를 덮고 있는 슬개골의 둥근 모서리 부분을 아래로 살짝 누른다. 그 상태에서 사타구니에 힘을 주어 슬개골을 끌어당기면 슬개골이 무릎관절을 통과하면서 심한 통증이 나타나는 경우가 있다.

이 방법은 젊은 사람들에게 흔히 나타나는 '슬개대퇴증후군'이라는 병을 검사하는 방법이다. 슬개대퇴증후군은 젊은 사람뿐만 아니라 나이 많은 사람에게서도 흔히 나타나며, 퇴행성관절염과 병행되는 일이 많다. 또한 슬개대퇴증후군이 있으면 무릎의 손상과 퇴행성 변화가 빨라진다. 슬개대퇴증후군은 운동이나 적절한 치료로 금방 좋아지지만 오래되면 무릎 손상뿐 아니라 퇴행성관절염이 일찍 나타날 수 있으므로 초기에 정확한 진단과 적절한 치료를 받는 것이 좋다.

나이 든 사람은 근육 긴장도 검사도 함께 해보는 것이 좋다. 무릎 뒤 오금의 안쪽에서 2~3센티미터 아래쪽을 손가락으로 누르면서 좌우로 비벼본다. 이는 무릎관절 뒤와 안쪽에 붙어 있는 근육의 긴장도를 알아보는 검사로, 통증이 심하다면 근육 긴장도가 높은 것으로 판단하고 적절한 운동으로 부드럽게 풀어주어야 한다.

이미 퇴행성관절염이 발생했다 하더라도 움직이지 않고 쉬는 것보다는 스트레칭을 해서 관절의 운동 범위를 늘려주어야 한다. 자전거 타기와 걷기 등을 체계적으로 실천해서 근육을 강화하면 좋다.

신경통,
방치하면 점차
온몸으로 퍼진다

컴퓨터와 스마트폰을 비롯한 디지털 기기를 많이 사용하면서 전에 없던 증상이나 질병이 늘어났다. 가장 먼저 찾아오는 것은 눈의 피로와 두통, 팔의 저림이나 일시적인 마비이며, 나아가 턱관절 통증, 목과 어깨의 통증 등을 호소하는 사람이 부쩍 늘었다. 가벼운 경우에는 이런 증상이 한두 가지 나타나지만 심하면 모든 증상이 한꺼번에 나타날 수도 있다. 컴퓨터 모니터 앞에 오래 앉아 있을 때 발생하는 VDT증후군은 워낙 잘 알려져 있지만, 그것만으로 설명할 수 없는 수많은 증상이 나타나고 있다.

컴퓨터 앞에 오래 앉아 있어서 나타나는 통증은 간단하게 말하면 신경통이다. 물론 이런 증상은 컴퓨터를 장시간 사용하지 않아도 얼마든지 발생할 수 있다. 가사 노동에 시달리는 주부나 골프 마니아, 심지어는 특별히 뭔가를 하지 않는 사람에게서도 나타난다.

그렇다면 왜 이런 현상이 나타날까? 쉽게 설명하자면, 나쁜 친구를 사귀면 모범생도 점점 거기에 물드는 것처럼, 우리 몸의 어떤 부분에 문제가 생겼는데 치료하지 않고 오랫동안 방치하면 점점 주변도 영향을 받는다. 과민해진 신경이나 신경 수용체는 가까이 있는 신경이나 신경 수용체를 같이 과민화하는 경향이 있다. 여기에 가속도가 붙으면 마지막에는 뇌까지 과민해진다. 즉 목과 팔이 아프다가 턱관절이나 머리의 통증이 추가되고, 몸의 한쪽이 아파지다가 나중에는 전신이 돌아가면서 아프다.

이런 통증의 가장 큰 문제는 환자 본인은 죽을 만큼 아픈데도 적절한 진단을 받기 어렵다는 것이다. MRI 판독 결과, 어떤 이상이라도 발견하면 그것을 이러한 통증의 원인으로 보는, 즉 인과관계의 증거도 없이 잘못 진단하는 일이 비일비재하다. 하지만 근전도나 신경전도 같은 전기적 검사에서 이상이 발견된다면 이미 매우 위험한 상황에 이르렀음을 의미한다.

다행히 우리 몸은 스스로 좋아지려는 능력을 갖고 있다. 적절한 운동과 생활 습관 개선으로도 조금씩 몸에 변화가 찾아온다. 몸이 자연 본연의 능력을 활성화할 수 있도록 돕는 것이 치료의 시작이자 핵심이다.

신경통 자가 진단법

일반적으로 통증 부위의 근육이나 피부는 반대쪽 같은 부위에 비해 더 두껍고 단단하다. 또 아픈 곳을 엄지와 검지로 집어서 비벼보거나 손가락으로 누르면서 비비면 반대쪽보다 더 아프다는 것을 느

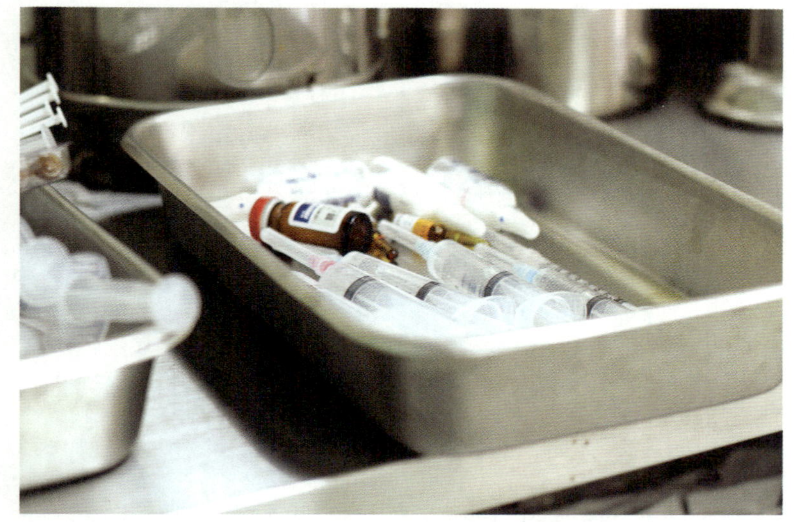

낄 수 있다. 조심스럽게 주의를 집중해 만져 보면 자신의 통증이 심리적인 것이 아니라 진짜 존재하는 이상임을 알게 된다.

해부학적 지식이 있거나 아주 예민한 사람이라면 피부나 근육의 이 같은 변화가 척추에서 시작해 신경이나 근막을 따라 팔이나 등 또는 손목, 손가락 등으로 띠처럼 흘러내리고 있음을 감지할 수 있다.

건초염,
염증이 아니라
퇴행성 변화이다

어깨 통증, 발뒤꿈치 통증, 무릎 통증, 손목이나 팔꿈치 통증 등등. 이런 통증이 있을 때 가장 흔히 들을 수 있는 진단명 가운데 하나가 건초염힘줄염이다. 즉 힘줄*에 염증이 생겼다는 뜻으로, 세부적으로는 테니스엘보, 골퍼엘보, 아킬레스건염, 회전근계염 등의 진단이 내려진다.

힘줄을 자세히 살펴보면 염증이 생기기 어려운 구조로 되어 있다. 그런데도 '힘줄의 염증'이라는 개념은 반세기 넘게 의학계를 지배해왔다. 종교적 맹신에 가까웠던 이 믿음은 칸Karim Kham이라는 호주의 한 가정의학과 전문의의 집념으로 완전히 깨져버렸다. 그는 '현미경으로 아무리 들여다봐도 염증 소견이 아닌데 왜 염증이라

---

* 힘줄과 인대 : 힘줄은 근육과 뼈를 연결하는 끈을 말하며, 인대는 뼈와 뼈를 연결하는 끈을 가리킨다.

고 할까?'라는 단순한 의문에서 연구를 시작했다. 하지만 세상 사람들은 그를 비웃었다. 특히 호주 의학계는 그를 웃음거리 삼아 조롱했다.

칸은 연구를 계속하기 위해 본거지를 캐나다로 옮기고는 자신의 주장을 입증하기 위해 하루 종일 현미경으로 힘줄을 들여다봤다. 그리고 마침내 그는 반세기 이상 의학계를 속여온 '힘줄의 염증'이 사실은 염증이 아니라 퇴행성 변화임을 밝혀냈다.

힘줄의 병이 염증 문제라면 며칠이나 몇 주일 만에 염증과 함께 가라앉아야 한다. 하지만 퇴행성 변화이기 때문에 치료에 최소 수개월이 필요했던 것이다. 퇴행성 변화에 따른 통증은 새로운 콜라겐이 합성되고 새로운 형태의 힘줄이 형성되어야 사라지기 때문이다. 힘줄의 병이라고 생각했는데 며칠 만에 통증이 사라졌다면, 이는 힘줄 문제가 아니라 힘줄이 두꺼워지고 갈라지거나 석회화되면서 힘줄 주위에 염증이 나타났던 것으로 볼 수 있다.

캐나다의 챈 건Chan Gunn 박사는 힘줄병은 힘줄뿐만 아니라 근육의 단축도 동시에 나타나며 CT나 MRI, 단순 방사선 촬영, 초음파, 근전도처럼 눈으로 보는 진단에서는 나오지 않더라도 이학적 검사에서 신경의 이상이라 할 만한 증거를 얼마든지 찾을 수 있다고 주장한다.

그동안 건염이나 건초염에는 염증을 조절하는 약을 사용해왔다. 하지만 이런 약은 통증을 조절하는 데 도움이 되지만 힘줄병에는 도움이 되지 않는다. 이렇게 염증이 아닌 병에 염증 치료를 하면 오히려 병을 장기화하고 확장시키는 결과를 초래한다. 처음에는 팔꿈치가 아팠는데, 시간이 흐르면서 점차 손이 저리고 목의 운동 범위가 좁아지는 식이다. 이처럼 통증이 신경 통증의 양상을 보이면 치료하기는 점점 어려워진다. 따라서 건초염은 단순히 힘줄 부위만 치료할 게 아니라 신경을 같이 치료해야 효과를 거둘 수 있다.

힘줄병의 치료 효과를 높이기 위해서는 운동을 병행해야 한다. 근육을 펼친 상태에서 힘이 가해지는 운동을 아주 서서히 강도를 높이면서 시행하고, 이와 더불어 신전 운동*을 아프지 않은 정도로 해주면 도움이 된다. 운동을 시작하기 전에 초음파검사를 해서 손상의 정도를 파악하면 좀 더 효과적인 운동 프로그램을 구성할 수 있다.

* 신전 운동 : 신체 각 부위의 근육을 충분히 펴는 것을 목적으로 한 부분 운동.

만성통증 질환의 유형과 원인

두통, 요통, 어깨 통증 등은 매우 흔한 만성통증이다. 많은 사람들이 으레 그러려니 하며 진통제를 먹으면서 통증을 달랜다. 그러면서도 의약품에 대한 심리적 부담감에 시달리는 것이 현실이다. 이렇게 약으로 순간적인 증상만 완화하는 것은 치료에 전혀 도움이 되지 않는다. 통증이 발생하는 원인을 알고 그에 따른 적절한 치료가 이루어져야 통증을 좀 더 편안하고 확실하게 다스릴 수 있다.

요통

요통은 추간판탈출증_{허리 디스크}, 변형성척추증, 추간관절증, 근근막성요통, 척추관협착증, 척추전방전위증, 골다공증 등 주로 허리뼈와 관련해 발생한다. 이외에 요관결석이나 신장결석, 근육 염좌 등도 요통의 원인이 된다.

이중 추간판탈출증은 디스크의 수핵이 비어져나와 척수가 흐르는 신경을 압박해서 생기므로 허리와 다리가 아프거나 저리다. 시간이 지나면 다리 힘이 약해지거나 허리의 움직임이 나빠지며, 허리를 앞으로 구부리는 것조차 어렵게 된다.

하지만 디스크 탈출이 요통이나 다리 저림의 주원인이라고 말하기는 어렵다. 사람들이 흔히 생각하는 것과 달리 디스크가 원인이 되는 요통은 3퍼센트 이내이며, 대부분의 요통은 명확한 원인을 알 수 없다. MRI 같은 검사에서 디스크 탈출이 감지되더라도 그 때문에 요통이 발생했다고 단언할 수는 없다. MRI는 충분한 이학적 검사를 시행한 뒤 확진하기 위해 시행하거나 수술이 결정된 뒤에 수술 범위를 정하기 위해 참고할 수 있을 뿐이다.

예를 들어 허리를 펼 때 아프다면 척추관절 문제일 가능성이 크고, 몸을 앞이나 옆으로 굽힐 때 다리 쪽에 통증이 온다면 디스크나 척추 협착 때문에 신경 압박이 발생했을 가능성이 크다. 하지만 이런 경우에도 증상이 전혀 나타나지 않는 일은 얼마든지 있다. 극히 일부는 수술이 필요하지만 대부분은 신경이 제 기능을 회복하는 것만으로도 정상 생활을 할 수 있다.

나이를 먹으면 대부분의 사람에게서 척추관 협착이 나타난다. 처음 걸을 때는 괜찮지만 걷다 보면 다리에 힘이 빠져 주저앉고, 한참 앉아 있어야 다시 조금 걸을 수 있는 정도의 증상에 이르렀을 때 척추협착증이라고 부른다. 척추관은 디스크와 척추관절 그리고 신경과 관절 사이의 황색 인대로 크기가 결정되는데, 나이가 들면서 대부분 좁아진다.

그런데 놀랄 만한 사실은 척추관 협착의 정도와 척추협착증 증세는 상관관계가 없다는 것이다. 즉 척추관이 좁다고 해서 척추협착증이 있다고 말해서는 안 되고, 척추협착증 증세가 있다고 해서 척추관이 좁은 것이라고 말할 수도 없다.

자연은 스스로 환경에 적응하는 능력이 있다. 만일 척추관이 서서히 좁아진다면 우리 몸도 거기에 적응해간다. 문제는 적응이 원활하게 이루어지지 않는 경우다. 이중 상당수는 신경이 적응하지 못해서 생긴다.

척추전방전위증은 증상을 전혀 느끼지 못하는 사람에게서도 5퍼센트 내외로 발견된다. 이는 전방전위만으로는 문제가 되지 않으며, 허리가 아프고 사진에 전방전위가 포착되었다고 해도 그것이 통증의 원인이라고 할 수 없음을 시사한다. 그러니 특히 수술은 신중하게 결정해야 한다. 전방전위증 증상이 있다 하더라도 자연적으로 좋아지거나 비수술적 치료로 좋아지는 경우는 얼마든지 있다.

2000년 자빅J. G Jarvik & R. A. Deyo 연구 팀은 통증을 느끼지 않는 일반인의 91퍼센트에서 디스크 퇴행이 확인되었으며, 64퍼센트에서 팽윤*이 있고, 32퍼센트에서 돌출** 그리고 6퍼센트에서 탈출***

〈디스크의 4단계〉

* 팽윤 : 디스크 1단계로, 디스크가 부풀어 오른 상태. 통증을 거의 느끼지 못하거나 미세하게 느낄 수 있다.
** 돌출 : 디스크 2단계로, 디스크 수핵이 흘러서 신경에 장애를 주는 상태. 뇌와 목 부위, 팔 등에 통증이 느껴질 수 있다.

이 있음을 확인했다고 밝혔다. 이 같은 결과는 우리나라에서도 발표된 적이 있다. 쉽게 말하면 '요통과 다리 당김이 있는 환자의 MRI에 이상이 나타나는 것은 아프지 않은 사람의 MRI에 이상이 나타나는 비율과 같다'는 것이다. 실제로 사진 판독 결과 명백한 신경의 눌림이 있어도 전혀 통증을 느끼지 않는 경우가 더 많다.

만성두통

편두통이 있으면 스트레스, 피로, 수면 장애나 수면 과다, 생리, 술, 햇빛 등에도 비정상적인 신경 흥분이 생긴다. 편두통은 보통 머리 한쪽에서 나타나는 두통으로 알려져 있지만, 실제로 한쪽 머리만 아픈 경우는 약 40퍼센트에 불과하다. 또 다른 40퍼센트는 양쪽 머리가 아프고, 나머지 20퍼센트는 한쪽 머리가 아프다가 나중에 양쪽 머리가 모두 아픈 증상을 보인다. 긴장성두통은 스트레스나 정신적 긴장 때문에 발생한다.

만성두통에는 만성편두통, 만성긴장성두통, 일상성지속성두통 등이 있는데, 진통제 과다 복용과 스트레스가 중요한 원인으로 꼽힌다.

●●● 탈출 : 디스크 3단계로, 디스크가 튀어나와서 신경을 압박하는 상태. 통증 때문에 일상생활에 제약이 발생할 수 있다.
파열 : 디스크 4단계인 '박리'를 가리키는 것으로, 디스크 조각이 섬유륜을 뚫고 밖으로 떨어져 나와 부골화된 상태. 움직이기 어려우면 진지하게 수술을 고려한다.

어깨 통증은 부상이나 노화가 주원인인데, 대부분 어깨 운동도 제한을 받는다. 발병 연령은 30대 이상으로 다양하지만, 50대 이후에 잘 생겨 흔히 '오십견'이라고 부른다. 장기간에 걸친 손상으로 근육이나 인대가 굳어져 어깨를 움직이지 못하고, 강제로 움직이려 할 때 통증이 생긴다. 어깨가 굳었다고 해서 '동결견'이라고 부르기도 한다. 가만히 있을 때는 괜찮지만 팔을 위로 올리거나 뒤로 돌릴 때 어깨의 한 부위가 찢어지는 것처럼 아프거나, 어깨가 아파서 머리를 감거나 옷을 입고 벗을 수 없는 것이 오십견의 특징적 증상이다.

우리 몸의 주요 관절은 기계처럼 '볼과 소켓'의 구조를 이루고 있다. 어깨는 인간의 직립과 더불어 운동 범위가 커지면서 불안정한 구조를 갖게 되었다. 소켓관절 주머니이 작아지면서 볼견봉의 운동 범위가 넓어졌다. 이처럼 불완전한 구조에서는 볼과 소켓을 잡고 있는 힘줄과 인대가 손상되는 일이 흔하다. 나이가 들면서 볼과 소켓을 꽉 잡아주던 인대와 힘줄이 퇴화하면 어깨가 흔들리는데, 이때 팔을 들어 올리면 볼이 소켓 밖으로 빠져나가려 하고, 이 힘 때문에 힘줄과 연골이 손상되고 찢어진다.

대부분의 어깨 문제는 이처럼 관절운동이 불안정한 상태가 되면서 나타난다. 따라서 어깨관절이 불안정해진 상태에서는 수술로 찢어진 부분을 꿰매거나 붙여도 아무런 이득이 없다. 힘줄과 인대를 강화해 어깨의 안정화를 꾀하고 좋은 자세를 만드는 것이 가장 좋은 치료법이다.

무엇을 집거나 걸레를 비틀어 짤 때, 글을 쓰거나 컴퓨터 작업을 할 때 팔꿈치 바깥쪽에 통증이 오는 것을 '테니스엘보'라고 한다. 테니스엘보는 저절로 좋아지기도 하지만 오랜 기간 방치하면 치료하기 어렵고, 치료해도 쉽게 재발한다. 통증뿐인가. 심하면 일상생활마저 힘들어진다.

경우에 따라서 스테로이드 주사뼈주사를 맞으면 좋아지기도 하지만 이는 염증을 막는 임시방편일 뿐 근본적인 치료법은 아니다. 또 과다하게 주사를 맞으면 치료하지 않은 것보다 못한 결과를 초래할 수도 있다.

1976년, 건과 밀 브란트C. C Gunn & W. E. Milbrandt 연구 팀은 캐나다 의사협회지Canadian Medical Association Journal, CMAJ에 흥미로운 연구 결과를 발표했다. 특별한 치료법이 없어 잘 낫지 않아 직장에 복귀하지 못한 50명의 테니스엘보 환자에게 목운동과 물리치료를 시켰더니 그중 47명이 호전되었으며, 이와 동시에 이중 29명이 직장에 성공적으로 복귀했다는 것이다.

브란트 박사는 또한 테니스엘보 환자는 목에 이상이 있었으며 특히 경추신경의 문제가 함께 존재했다고 밝혔다. 테니스엘보는 팔꿈치 바깥쪽에 붙은 '힘줄의 문제'로만 알고 있었는데 그것이 목의 문제로 발생하는 것이며 그렇기 때문에 목을 치료해야 한다는 주장이었다. 이는 테니스엘보의 원인과 증상에 대한 상식을 뒤집는 것으로 당시 큰 논란이 되었다.

자연은 스스로 재생하려는 성질이 있어서 간단한 힘줄이나 근육의 문제는 저절로 좋아진다. 문제는 저절로 좋아지지 않는 경우다. 예를 들어 전화기에 연결된 전선이 끊어졌다면 당연히 전화기는 울리지 않는다. 하지만 신경은 그렇지 않다. 전화선이 끊어지면 더 과하게 벨을 울린다. 이를 '신경의 역설적 현상'이라고 하는데, 테니스엘보도 같은 개념으로 해석할 수 있다.

여기서 주의할 점은 목뼈에 디스크의 탈출이나 협착이 있으면 그것이 팔 통증의 원인이고, 경추에 이상이 없는데 팔에 통증이 있다면 근육의 문제이거나 마음의 병이라는 식으로 단순하게 판단해서는 안 된다는 것이다. 앞에서도 말한 것처럼 디스크의 문제와 통증은 명확한 상관관계가 없기 때문이다. 따라서 피부나 근육, 힘줄, 근막, 신경 등에 대한 이학적 검사가 필수적이다.

신경과 힘줄은 주위와 마찰을 일으키지 않고 잘 움직여야 한다. 또한 적절한 반사를 일어나게 해서 과민성을 줄여야 한다. 이를 위해 가장 효과적인 방법은 역시 운동이다. 아프면 움직이지 않는 것이 아니라 아픈 반대쪽으로 신경과 힘줄을 늘여주는 등의 적당한 운동을 해야 한다. 운동은 신경과 힘줄을 건강하게 만들어 통증을 줄이는 가장 좋은 치료법이다.

근근막통증증후군

근근막통증증후군은 한 개나 여러 개의 근육에서 초래되는 통증으로, 골격근과 근육막 등 근육이나 근막에서 국소적으로 발생되는

급·만성통증이다. 잘못된 자세로 오래 일하거나 잠잘 때, 디스크나 다른 원인 때문에 목이나 등, 팔에 있는 근육이 긴장하거나 손상을 받으면 근육에 통증 유발점이 생겨 근근막통증증후군의 증상이 나타난다. 일이나 운동 등 반복적인 움직임에 따른 손상, 사고로 인한 척수신경 손상, 갑상선 호르몬이나 에스트로겐 생성 저하 등 내분비장애도 원인이 된다.

근근막통증증후군은 통증 유발점을 누르면 심한 통증이 생기며, 그 지점에서 멀리 떨어진 부위에도 통증_{연관통}이 나타난다. 증상은 머리, 목, 어깨, 팔, 가슴, 허리, 골반, 다리 등 통증 유발점이 생긴 부위에 따라 다르다. 벌레가 기어가는 듯한 느낌이 들기도 하고 마비감이나 시린 느낌, 눈물, 콧물, 코막힘, 현기증 같은 증상도 나타난다. 통증 때문에 운동 범위가 줄어들기도 한다.

삼차신경통

12개의 뇌신경 중 제5 뇌신경에 해당하는 삼차신경이 뇌혈관과 맞닿아 만성적으로 자극을 받아 통증이 생기는 경우다. 삼차신경의 손상은 다발성경화증 등 퇴행성 신경 질환으로 나타나기도 한다. 삼차신경은 눈, 위턱, 아래턱 등 세 줄기로 나뉘어 뻗어 있는데, 신경이 지나가는 곳에 염증이나 종양, 외상이 있을 때, 감기나 혈액순환 장애, 물질대사 장애가 있을 때 통증이 나타난다.

삼차신경통의 대표 증상은 얼굴에 갑자기 칼로 베거나 불로 지지거나 전기에 감전된 듯한 극심한 통증이 생기는 것이다. 얼굴 근육이 일그러지고 경련, 안구 충혈 등의 증상이 함께 나타난다. 흔히 입 주위나 잇몸 근처 그리고 눈 주위에 나타나며, 세수나 면도를 하거나 음식을 먹을 때, 바람이 얼굴을 스쳐도 통증이 수초 혹은 수분 동안 지속된다. 간혹 치통으로 오인해 치과에서 이를 뽑고 신경 치료를 받기도 하는데, 이는 아무 관련도 소용도 없는 일이다.

보통 병원에서는 항경련제나 마취 크림 등을 사용하는데 효과가 일시적이거나 부작용이 심해 권하지 않는다.

대상포진 후 신경통

어릴 때 수두를 앓은 사람의 몸에 남아 있던 바이러스가 수십 년 동안 잠복해 있다가 노화 등으로 면역력이 약해지면 발병하는 것이 대상포진이다. 대상포진은 피부 물집과 함께 심한 통증을 일으키는 신경병성 통증 질환이다. 바이러스가 신경섬유를 따라 이동하면서 피부에 물집을 일으키는데, 신경이 띠처럼 분포하기 때문에 물집도 띠 모양을 이룬다.

대상포진은 물집이 발생하기 며칠 전부터 심한 통증이 있으므로 다른 질환으로 착각하기 쉽다. 보통 감기 몸살처럼 통증, 이상 감각, 미열 등으로 시작한다. 통증과 이상 감각이 오른쪽이나 왼쪽 중 한쪽에만 생기며 얼굴, 팔, 다리, 몸통 어느 부위에나 생길 수 있다. 피부가 붉어지면서 주위에 작은 물집이 띠 모양으로 생겨 2~3주 동안 지속된다. 심하면 옷이 스치기만 해도 통증을 느끼고, 개미가 기어가는 듯한 느낌이 들기도 한다.

　대상포진은 치료 시기를 놓치면 대상포진 후 신경통이 발생할 수 있다. 화끈거리거나 쿡쿡 쑤시고 찌르는 듯한 통증이 나타나며, 심하면 몇 달이나 몇 년 동안 지속된다. 평소 면역 강화는 물론, 이상 증상이 생겼을 때 재빠르게 감지하고 신속하게 치료받는 것이 중요하다.

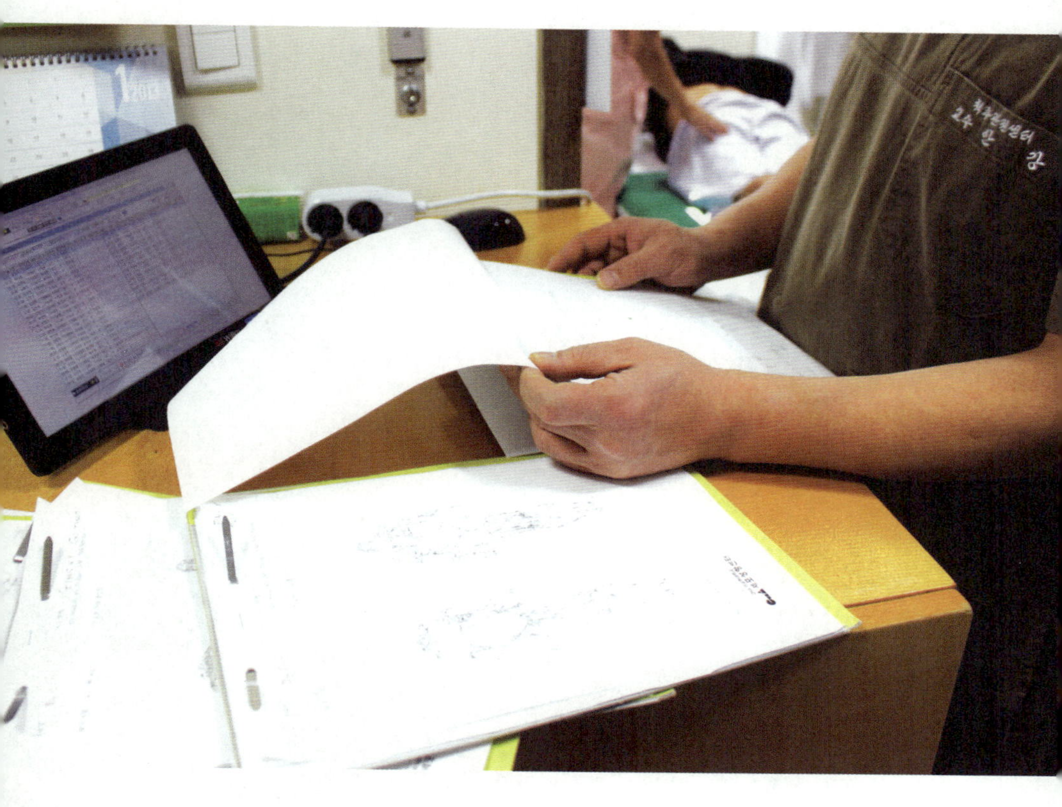

만성통증을 부르는 대표 질병 6가지

part 5

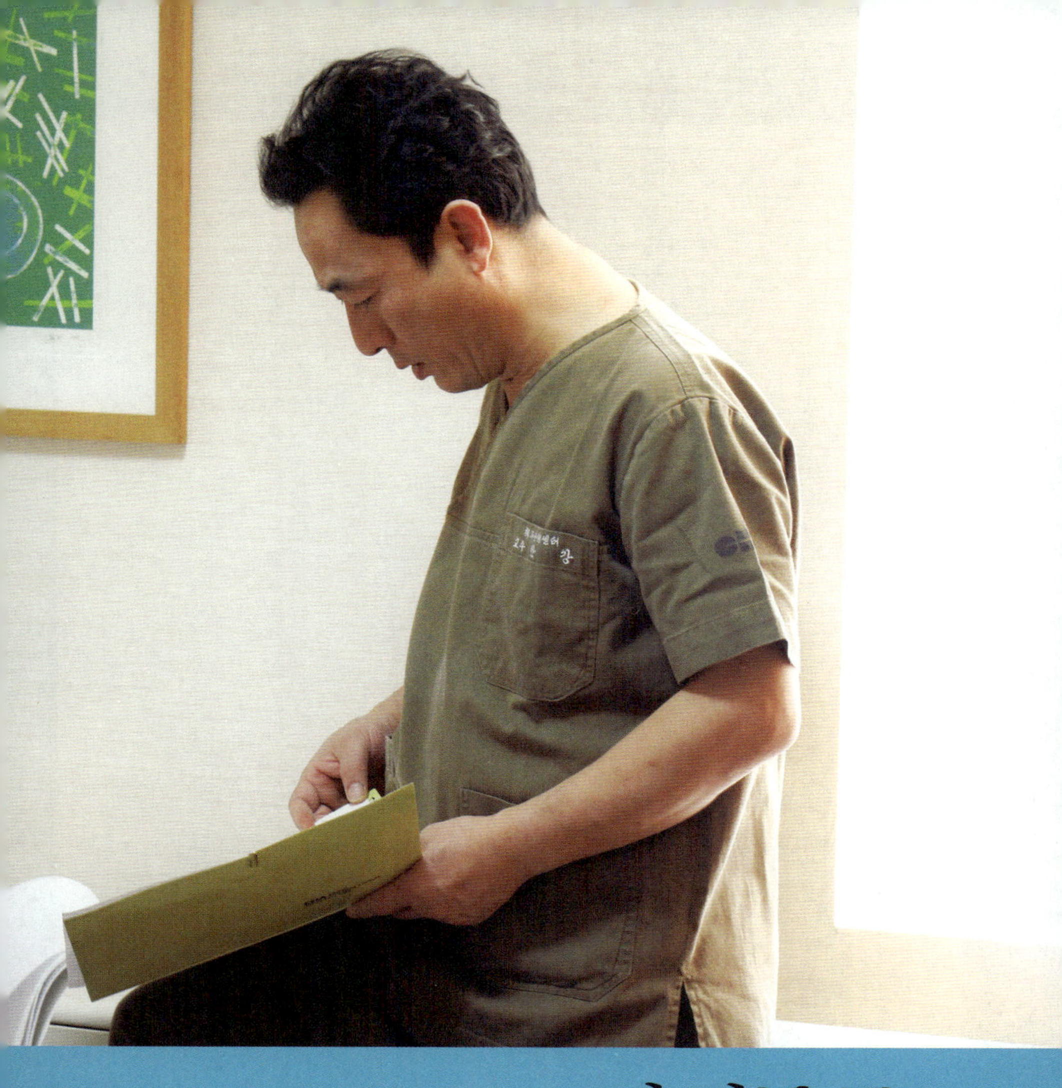

만성통증, 아는 만큼 편해진다

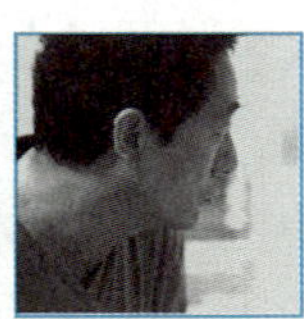

모든 환자, 특히 통증 환자는 모든 과의 의사들에게서 정밀한 진단을 통해
전방위적 치료를 받을 권리가 있다. 이 사실을 의사나 환자 모두 잊어서는 안 된다.

잘 보이지 않는 병,
만성통증

오래전부터 통증 분야에 관심을 가졌던 나는 레지던트를 마친 뒤 제주 한국병원에 통증클리닉을 열었다. 그곳에서 만성복합성통증 증후군을 앓고 있는 환자들을 치료했는데, 성과가 너무 좋아 영국의 한 학회에 편지를 보내 그 사실을 보고했다. 영국에서는 나의 치료법에 큰 흥미를 보였고 같이 연구하자는 제안을 해왔다.

나는 영국행을 결심하고 비행기에 올랐다. 이때 잠시 캐나다에 들렀다가 운명적으로 챈 건Chan Gumm 교수를 만나게 되었다. 그는 영국 케임브리지대학교를 졸업하고 워싱턴 의과대학 임상 교수를 역임했고, 이학적 검사에서는 독보적인 존재였다. 그는 만성통증 환자의 몸을 만져 객관적인 증거를 찾아내고 진단하는 데 탁월한 능력이 있었다. 당시만 해도 갖가지 촬영 도구가 개발되면서 첨단 의학에 대한 기대가 폭발적으로 증가하던 때라 이학적 검사에 대한 의사들의 견해는 부정적이었다.

하지만 나는 그의 이학적 검사에 깊이 매료되었다. 그 같은 진단법이야말로 동서양의 문화가 융합된 중요한 발견이라고 생각했다. 나는 결국 영국행을 포기하고 캐나다에 남아 건 교수 밑에서 공부를 시작했다.

캐나다에서 공부할 때 의사들의 골프 모임에서 라운딩을 나간 적이 있었다. 그때 몸이 매우 불편한 분이 있었는데, 나중에 알고 보니 명망 있는 류머티즘 전문의였다. 하지만 그는 자신의 의사 생활을 후회하고 있었다. 그는 사진 촬영을 비롯한 몇 가지 검사를 한 뒤 이상 여부를 판독하고, 그 결과 이상이 없으면 환자가 엄살을 부리는 것이라고 판단하는 일이 많았다고 한다. 만성통증 환자의 고통을 제대로 이해하지 못한 것이다.

그런데 나이가 들고 은퇴하고 난 뒤 자기 몸이 여기저기 아파오자 입장이 달라졌다. 통증 때문에 후배 의사를 찾아가면 그들이 의아하다는 눈빛으로 자신을 바라보는 것이 너무 쑥스러웠단다. 그러면서 자신도 젊었을 때 아픈 사람들을 그렇게 대했을 것이라 생각하니 뒤늦게야 그들에게 미안한 마음이 들더라고 고백했다. 류머티즘은 통증과 떼려야 뗄 수 없는 관계인데 자신은 통증의 여러 면모를 너무 무시했다는 것이다. 그는 내가 만성통증에 관심을 갖고 이해하려는 것이 부럽고 대견스럽다며 나를 격려해주었다. 당시만 해도 의사들조차 만성통증에 대한 이해가 부족한 시절이었다.

'통증 의학의 아버지' 존 보니카_{John J. Bonica} 교수는 만성통증은 머리, 어깨, 팔, 다리를 따로 나누어서 봐서는 안되며, 총체적 접근이 필요하다는 개념을 완성하고 워싱턴 의과대학 병원에 다과통증센터를 창립했다. 그는 통증은 어느 특정 과의 소관이 아니라 여러 과가 힘을 합쳐서 진단해야 한다고 생각했다. 보니카 교수는 만성통증은 분명한 병인데도 검사에서 특별한 이상이 발견되지 않으면 심리적인 문제로 여겨진다는 데 큰 불만을 가지고 있었다. 그는 환자들을 성심껏 관찰한 결과 만성통증 때문에 병원에 오는 환자 중 꾀병은 거의 없다는 결론에 이르렀다. 환자가 통증을 호소하는 데는 반드시 합당한 이유가 있을 것이라고 믿었고, 그 이유를 찾기 위해 노력한 결과 만성통증 분야를 비약적으로 발전시켰다.

지금은 과거보다 많은 의사들이 통증을 이해하고 치료하기 위해 노력한다. 하지만 환자를 남으로 생각하고 기계적으로 접근하는 것은 잘못이다. 통증은 기계적인 잣대로는 절대로 이해할 수 없다.

만성통증은 첨단 의료 기기로 촬영해도 실체가 속 시원히 드러나지 않는다. 환자는 극도의 통증을 호소하는데 갖가지 촬영이나 근전도상 아무 이상이 발견되지 않는다면 흔히 꾀병이나 정신과적인 문제로 치부하는데, 검사에서 아무런 문제가 발견되지 않았다고 해서 증상까지 없어지지는 않기 때문이다. 실제로 검사 결과는 깨끗한데도 전신의 근육이 긴장되어 고통을 호소하거나 팔, 다리, 머리, 허리가 모두 아프다는 환자를 종종 볼 수 있다. 그들이 통증을 호소하면 "아무 이상도 없다는데 웬 꾀병이냐"는 핀잔을 듣기 일쑤다. 그러니 아파도 아프다고 말을 할 수도 없다. 마치 목소리를 잃은 인어 공주가 된 기분이다.

설령 사진에 이상이 감지되어 치료한다 해도 신통치 않고 오히려 점점 더 악화되는 듯하다. 시간이 지나면서 통증은 온몸을 돌아다닌다. 마치 전이라도 되는 것처럼 목과 등, 머리, 허리 등 여러 곳에 동시에 통증이 나타나기도 한다. 만성통증은 이렇게 삶 전반에 검은 그림자를 드리워 환자의 고통을 배가시킨다.

만성통증 환자에게 가장 필요한 검사는 MRI를 찍거나 피를 뽑는 것이 아니라 환자가 아프다고 호소하는 부위를 지배하는 신경이나 근육, 피부를 직접 만져보고, 움직일 때 관절의 운동 범위를 확인하는 것, 환자를 움직이게 하면서 통증을 유발하는 문제점을 찾아나가는 것이다. 이런 검사가 배제된 상태에서의 검사 결과는 신뢰도가 아주 낮다. 어떤 첨단 의료 장비도 만성통증을 있는 그대로 보여주지 못하기 때문이다.

이학적 검사에서는 아무 문제가 없는데도 사진에는 이상이 나타나는 경우는 매우 흔하다. 그 반대의 경우도 흔하다. 예를 들면 전혀 아프지 않은 사람과 허리나 다리가 아픈 사람의 사진에서 이상이 발견될 빈도는 거의 같다. 따라서 만성통증을 정확하게 진단하기 위해서는 반드시 명확한 이학적 검사가 수반되어야 한다. 모든 환자, 특히 통증 환자는 모든 과의 의사들에게서 정밀한 진단을 통해 전방위적 치료를 받을 권리가 있다는 것을 의사나 환자 모두 잊어서는 안 된다.

10명 중 1명이
고통받는 만성통증

검사를 해보면 아무런 이상이 없는데 팔이 저리거나 허리가 아프다. 때로는 전화기처럼 작은 물건을 쥘 힘조차 없다. 머리가 아프고 목이 뻣뻣하다. 어깨가 아파 잠을 이룰 수 없다. 계단을 올라가려면 무릎이 아파 벌써 퇴행성관절염이 온 것이 아닌가 걱정된다. 손발이 저리고 몸에 힘이 없다. 귓속에서 윙윙 소리가 나거나 쉽게 어지럽고 눈이 피곤하다. 기억력이 현저히 떨어지고 눈을 감고 있으면 이대로 다시 눈을 뜨지 않았으면 좋겠다는 생각이 든다. 사소한 일에 화가 치밀어 오르고 일이 통 손에 잡히지 않는다. 온몸 구석구석이 번갈아가며 아프고 매사 의욕이 없다. 이 모든 것이 만성통증의 증상이다.

우리나라만 해도 만성통증에 시달리는 사람이 250만 명에 이른다. 성인 10명 중 1명꼴이다. 만성통증은 나이가 들수록 많이 나타난다. 노화가 진행되면서 신체 기능이 퇴화되는 데다 각종 병에 걸리기 쉬운데, 이때 적절한 치료가 이루어지지 않으면 만성통증으로 발전하는 것이다.

반면 젊은 층에서는 상대적으로 치료하기 어려운 난치성 통증이 많다. 이들은 다른 연령층에 비해 사회 활동을 많이 해서 외상에 노출될 확률이 높은 반면 '젊은 사람이 이 정도도 못 이겨내겠냐'는 만용이나 피로가 쌓여서 일시적으로 나타나는 증상이라고 여겨 통증을 간과하다가 병을 키운다. 특히 외상으로 입은 손상이 회복된 뒤에 나타나는 통증에 대해 '상처가 아물어도 속까지 다 나으려면 시간이 필요한 법'이라고 생각하며 방치하다가 복합 통증으로 발전하면 점점 치료하기 어려워진다.

10여 년 전 교통사고로 목을 다친 편타성증후군 뒤 통증이 전신으로 번져 고통 받고 있는 여성 환자가 있다. 투병 기간이 길어지면서 가족도 지쳐버리고, 그녀는 결국 산속으로 들어가 홀로 생활하고 있다. 보험회사와의 소송에서도 져서 그녀에게는 남은 것이 아무것도 없다. 좋은 어머니, 좋은 아내가 되고 싶었던 그녀의 삶에는 짙은 그늘이 드리워졌고, 자신의 의지와는 상관없이 가정과 사회에서 외면당하고 있는 것이다.

교통사고로 목을 다치면 뇌의 과민화가 진행되어 극심한 전신 통증과 우울증, 불안증 등이 나타나는 경우가 많다. 위의 여성 환자도 정밀한 진단으로 정당하게 평가받아야 하는데도 보험회사나 가족조차 그 사실에 접근하지 못한 것이 문제였다. 목을 다쳤다고 해서 목에 병이 생겼을 거라는 관점에서 접근하면 절대 그녀의 고통에 다가설 수 없다.

냉동 창고에서 일하다 손가락에 발생한 통증이 온몸으로 퍼져 한쪽 팔과 다리에 극심한 통증이 나타난 환자도 있다. 병은 결국 복합부위통증증후군으로 번졌고, 환자는 전신 통증으로 고통받고 있다. 그는 날씨가 조금만 나빠져도 몸을 움직일 수 없을 만큼 상태가 악화되곤 한다. 하지만 고통에 상응하는 보상은 20년이 지난 지금도 이루어지지 않고 있다. 그는 오로지 아들이 자라는 것을 보기 위해 살아갈 뿐, 사는 자체가 고통이라고 말한다.

우리가 기억해야 할 것은 이런 일은 누구에게나 일어날 수 있다는 사실이다. 사소한 접촉 사고가 만성통증으로 이어지는 일은 생각보다 많다. 생활 속에서 생기는 작은 외상이 평생 지울 수 없는 통증과 우울증을 불러올 수 있다.

따라서 만성통증을 치료할 때는 가족의 배려와 도움이 아주 중요하다. 만성통증이 객관적인 데이터로 명확히 진단되는 병이 아니다 보니 엄살이 심하다거나 나이 들면 다 그렇다는 식으로 가볍게 여기는 경우가 많은데, 이는 환자의 고통을 배가시킬 뿐이다. 가족을 위해 전쟁 같은 일터에서 스트레스를 감내해온 남편, 아이를 낳고 돌보며 하루 종일 가사 노동에 시달려온 아내, 자식의 학비를 벌기 위해 아픈 것을 참고 하루도 쉴 새 없이 일해온 부모님이 지금 '이렇게 아프느니 차라리 죽는 게 낫겠다'고 느끼고 있다.

내가 직접 겪어보지 못한 통증이라고 해서, 의사가 '검사 결과 별 문제는 없다'고 말했다고 해서 사랑하는 이들의 아픔을 모른 척해서는 안 된다. 환자들은 자신의 고통이 공감이나 이해를 얻지 못한다고 여길 때 더 큰 고통에 빠진다. 가족의 고통을 나의 고통으로 받아들이고 위로해야 한다. 그것이 만성통증 환자를 돕는 유일한 방법이다.

아내의 몸을 망가뜨린 에스트로겐과 전신통증

다음은 중년 여성 환자 B씨 남편의 얘기다.

"어느 날, 세련되고 아름다웠던 아내의 20여 년 전 사진을 보다가 회한에 잠기게 되었습니다. 지금과는 너무나 다른 모습에 '저 사람이 왜 이렇게 됐을까' 하는 생각이 들며 만감이 교차하더군요. 지금은 선생님도 보셨다시피 푸석푸석한 피부에 배와 엉덩이에는 지방 덩어리가 들러붙어 있고, 얼굴은 세상의 모든 고통을 다 짊어진 것처럼 우울하고, 항상 무언가에 쫓기듯 초조한 모습이죠. 하는 일마다 어설프고 매일같이 통증을 호소하는 아내를 보고 있노라면 저까지 맥이 탁 풀려버립니다."

그는 "한평생 아내를 고생시켜 마음이 아프다"고 말하면서도 자신의 마음이 아내에게서 조금씩 멀어져가고 있음을 부인하지 못했다.

그의 얘기는 특별한 게 아니다. 내가 보아온 전신통증 여성 환자 다섯 중 한 명은 B씨와 똑같은 상황에 놓여 있다. 증상에 따라 다양한 진단을 내리기는 하지만 진정한 원인을 모르니 치료 또한 쉽지 않다. 다만 한 가지 분명한 것은 이들 모두 에스트로겐 호르몬이 필요 이상으로 많이 분비된다는 점이다. 또 최근에 발표된 많은 논문에서도 에스트로겐 과다 분비가 만성통증과 밀접한 관련을 맺고 있음을 시사한다. 현재까지의 의학적 견해로 보면 결국 남편의 얼굴을 환하게 만들어 줄 핵심은 에스트로겐 호르몬의 조절에 있다.

에스트로겐은 여성호르몬 중에서도 가장 중요한 역할을 하는 호르몬이지만 과다하게 분비되어 밸런스가 깨지면 피부가 처지고 몸의 중심 부위에 살이 찐다. 우울과 불안이 동반되며 집중력 저하가 나타나고 기억력이 감퇴하기도 한다. 또한 면역력이 약해지면서 생리 불순, 성욕 감퇴, 불임, 노화, 암 등 수많은 병을 만들어낼 수 있다.

실제로 많은 중년 여성이 에스트로겐 때문에 이 같은 문제를 겪고 있다. 다만 정확한 원인을 모른 채 '그저 나이가 들어서' '폐경기가 되어서' '살이 찌면서 게을러져서' 이 같은 문제가 발생하는 것으로 치부한다. 그러나 이 역시 치료가 필요한 내분비계의 질병으로 간주하고 좀 더 적극적으로 대처해야 한다.

에스트로겐 과다 분비는 크게 세 가지 원인 때문에 발생한다.

첫째는 과다하게 정제된 탄수화물, 트랜스 지방으로 대표되는 경화 지방, 커피, 탄산음료, 조미료, 인스턴트식품 등의 과잉 섭취다. 사회생활을 하면서 이들 식품을 완전히 피하기는 어렵지만 굳게 마음먹으면 얼마든지 조절할 수 있다.

매일 밥상에 흰쌀밥과 순백색으로 정제된 밀가루 음식을 올리고 있다면 당장 누런 현미와 거친 통밀가루로 바꿔야 한다. 밀가루 음식을 배제할 수 있다면 더욱 좋다. 입에 착착 감기는 부드럽고 달콤한 음식들로만 밥상을 차린다면 철철이 남편에게 보약을 먹이고 아이들에게 영양제를 먹여봐야 모두 헛수고이다. 제철에 나는 색색의 채소와 과일을 밥상에 올리고, 엄마가 직접 만든 과자를 간식으로 준비하는 것이 다른 어떤 고급 반찬을 준비하는 것보다 낫다.

둘째는 운동 부족이다. 앞에서 얘기한 여러 가지 문제를 겪는 사람들은 대부분 운동을 하지 않는다. 몸이 무겁고 무기력해도, 통증 때문에 죽을 것 같아도 하루에 두 시간 이상 운동해야 한다. 죽음보다 고통스러운 통증에서 벗어나는 길은 죽을 각오로 열심히 운동하는 것밖에 없다. 운동은 호르몬의 밸런스를 되찾아주고, 피부를 맑고 깨끗하게 해주며, 탄력적인 몸매를 만들어 과거의 아름다움을 되찾아 준다.

셋째는 환경호르몬의 체내 유입이다. 제노에스트로겐이라는 가짜 에스트로겐은 대표적인 환경호르몬으로, 플라스틱이 존재하는 곳이면 어디에나 있다. 물론 농약에 찌든 채소나 항생제를 먹인 육류를 피해 가기란 쉽지 않다. 하지만 노력은 사소한 것에서 시작된다. 예를 들면 다소 불편하더라도 아기 젖병부터 유리 재질로 바꾸고, 플라스틱 도마도 나무 도마로 바꿔야 한다. 플라스틱 반찬 통을 모두 치우고 좀 무겁더라도 유리나 스틸 제품으로 준비한다. 가볍게 넘기자면 아무것도 아닌 것처럼 여겨지지만 그 심각성을 알면 알수록 절대 그냥 넘어갈 수 없는 것이 환경호르몬이다.

에스트로겐 과다 분비를 조장하는 이 세 가지 원인은 생활 속에서 얼마든지 조절할 수 있다. 문제는 실천하는 사람의 의지다. 자신과 가족의 건강과 아름다움을 얼마나 소중하게 여기는지, 그것을 지키기 위해 얼마나 적극적으로 행동하는지가 관건이다. 의학적인 처치로 순간적인 효과를 얻는 것은 의미가 없다. 생활이 바뀌지 않으면 우리 몸은 절대 보답을 해주지 않는다. 마음만 먹으면 얼마든지 가능한 일이라는 생각을 가지고 좀 더 적극적으로 움직이기 바란다.

60억을 들여서라도
수술만은 피하고
싶었던 남자

나는 수많은 명사를 치료해왔다. 전직 대통령, 장관, 유명 연예인, 기업 총수 등등……. 그중에서 가장 기억에 남는 환자는 캐나다의 의류 재벌 피터 나이가드Peter Nygard다. 그는 패션 회사 외에도 유전, 섬, 미국의 유명 스포츠 클리닉 체인 등을 소유한 엄청난 재벌이다. 내가 피터 나이가드를 기억하는 이유는 그의 재력이 아니라 치료에 대한 반응 때문이었다.

수년간 요통과 다리 저림으로 고생하던 피터 나이가드는 캐나다의 한 병원에서 내 얘기를 들었다며 직접 문의를 해왔다. 그는 나의 치료법이 궁금해서 여러 차례 자신의 의료진을 보내 확인에 확인을 거듭했다. 그러고는 드디어 수십 명의 수행원과 함께 전용기를 타고 나를 만나러 왔다. 그의 비행기는 300인승 전용기를 개조한 것으로, 그야말로 하늘을 나는 별장이라고 해도 과언이 아닐 정도였다. 처음에는 내 치료법을 확인하고 내게 시술을 받을지 말지 결정하기 위해, 두 번째는 실제로 시술을 받기 위해 내원했는데, 그때마다 30억 원 이상의 경비를 썼다고 하니 시술 한 번 받는 데 60억 원 이상을 쓴 셈이다.

그는 70이 넘은 나이에도 눈이 초롱초롱하고 잘생긴 금발의 미남이었다. 근육질 몸매는 젊은 사람 못지않게 매력적이었는데, 실제로 그는 두 번 다 여러 명의 미녀를 이끌고 나타났다. 거기에 카메라맨과 수행 비서, 경호원, 두세 명의 주치의 등 일행만 해도 병원이 꽉 찰 지경이었다.

그가 이렇게 번거로운 행차도 마다하지 않고 나를 찾아온 것은 딱 하나, 수술을 피하기 위해서였다. 그의 허리는 정말로 심각한 상태였다. 특히 MRI 사진만 보면 이러고도 사람이 움직일 수 있나 싶을 정도였다. 그가 만난 대부분의 의사는 수술밖에 방법이 없다고 잘라 말했다. 하지만 자신의 몸에 기구가 들어가는 것을 원치 않는 그의 생각은 단호했다.

당연하게도, 그의 주치의들은 나의 시술 전반을 꼼꼼하게 따져 물었다. 왜 이렇게 귀찮은 환자를 받았나 싶은 생각이 절로 들 정도였다. 하지만 수술은 절대 받지 않겠다며 한국까지 날아온 그의 노력이 너무나 가상해서 기꺼이 몇 번이고 반복해서 설명했다. 그들은 나의 설명을 충분히 듣고 난 뒤 결국 자신의 고객을 내게 맡겼다.

나는 투시경하에 협착되고 전위된 척추 4-5번 분절에 조영제를 쏘면서 바늘로 유착이 의심되는 부위를 찾아 들어갔다. 그러고는 어렵지 않게 황색 인대와 후관절 사이 그리고 디스크와 후종 인대

사이의 유착을 해제했다. 물론 시술한 뒤에도 그의 허리를 찍은 MRI 사진은 험악했다. 하지만 그는 벌써 3년째 편안하게 잘 지내고 있다. 그런데 내 예상에는 그가 언젠가 다시 날 찾아올 것 같다. 통증에서 벗어나려면 시술뿐만 아니라 자세를 바로잡는 데 많은 시간을 내야 하는데, 그는 너무 바빠서 스스로에게 할애할 시간이 부족한 사람이기 때문이다. 만성통증은 퇴화가 나타나는 과정에서 오는 증상일 뿐이다. 퇴화를 막는 것은 본인 스스로의 노력이다. 마음 좋고 긍정적인 나이가드도 이 점을 알아야 할 텐데…….

만성통증을 없애려고 한 수술이 실패로 돌아가면 수술하기 전보다 더 비참한 결과를 맞이할 수 있다. 고칠 수 있는 것은 고치되, 그렇지 않은 경우라도 극단적인 선택은 신중해야 한다. 자연은 손상되면 더 빠르게 퇴화하고, 반드시 그 대가를 요구한다.

30여 년 전 내가 의과대학 졸업반이던 시절, 국가고시 문제 중에서 '척추협착증이 있으면 나이 들어 수술하기 힘드니까 일찍 수술한다'라는 예문이 있었다. 이에 대한 진위 여부는 오랫동안 논란이 되어왔는데, 지금에 와서는 '가능하면 수술을 하지 말고 기다리다가 장애가 생길 심각한 상황에 이르면 수술한다'는 것이 정답이다.

사실 척추협착증이나 전반전위증에서 수술은 별반 이득이 없다. 극적인 일부 경우를 제외하고는 디스크탈출증에 대한 수술도 필요하지 않다. 무엇보다 디스크탈출증은 사람들이 생각하는 것처럼 흔한 통증의 원인도 아니다. 물론 반드시 수술이 필요한 경우도 있지만 지금처럼 많은 경우에 수술이 필요한 것은 절대 아니다. 작은 소나무 가지에 굵은 쇠못을 박는다면 그 소나무가 건강하게 자랄 수 있을까? 사람의 척추는 소나무보다 더 약하다는 사실을 잊어서는 안 된다.

통증이 있다면 병원을 찾아 전문가의 진단을 받아야 한다. 통증을 방치해서 너무 오래되거나 극심한 변화가 생기면 치료 기회를 놓칠 수도 있기 때문이다. 하지만 단박에 통증에서 벗어나겠다는 생각이나 수술만 하면 다 좋아질 것이라는 생각은 잘못이다. 일상생활을 하지 못할 만큼 극심한 통증이 아니라면 통증 역시 내 몸의 일부분이라 생각하고 받아들이는 자세가 필요하다. 통증의 50퍼센트 이상만 조절할 수 있다면 몸을 살살 달래면서 함께 간다고 생각하는 편이 현명하다.

만성통증의
유형별 원인과
치료법

대한통증학회는 최근 4개 대학 병원의 통증클리닉을 찾은 통증 환자 1만 2,654명을 분석했다. 그 결과 난치성 통증의 경우, 40대 미만 젊은 층의 비율이 40대 이후보다 1.4배나 높은 것으로 나타났다. 40대 이전의 젊은 환자 중 치료하기 쉬운 통각수용통증을 앓는 비율은 41.5퍼센트이며, 치료하기 어려운 신경병증통증과 복합통증을 앓는 비율은 57.3퍼센트다. 40대 이후는 그 반대다. 통각수용통증이 59.6퍼센트이고, 신경병증통증과 복합통증이 38퍼센트로, 비교적 치료하기 쉬운 통증 질환의 비율이 높았다.

통각수용통증

화상이나 칼에 베이는 등의 외상, 몸 내부에 생기는 종양, 수술 후 통증, 다치거나 삔 뒤의 통증, 분만 통증, 관절염 통증 등 신체에 실제적인 손상이 생겨 나타나는 통증이다. 손상된 조직에 있는 신경이 활성화되면서 뇌에 통증 신호를 보내는 것이다. 간처럼 복부 내 장기에서 발생하는 통증은 통증 부위가 모호하고, 지속적으로 조이거나 욱신거리는 양상을 보이며 구역, 구토, 발한 등을 동반하는 내장통증 형태로 나타난다. 피부, 근육, 뼈 등의 통증은 날카로우면서 쑤시거나 눌리는 듯한 느낌을 받는데, 통증 부위가 국한되고 정확하게 구분할 수 있는 체성통증으로 나타난다.

통각수용통증은 비교적 치료하기 쉬운 통증 질환이다. 마약성 진통제나 소염 진통제로 치료하면 효과가 높다.

신경병증통증

신경병증통증은 신체 손상이 아닌 신경세포 손상이나 신경계의 기능 이상으로 나타나는 통증 질환이다. 통각수용통증이 오래 지속되거나 반복되면 신경계에 변화를 초래해 만성 신경병증통증이 된다. 부상이나 신체 내외 조직의 손상이 없는데도 신경계의 기능 이상으로 뇌에 통증 신호를 보내 통증이 발생한다.

신경병증통증은 삼차신경통처럼 얼굴 안면에 생기는 이질통, 자극이 없는데도 감전된 듯한 느낌이 드는 발작적 통증, 손으로 가볍게 만지거나 약간 불편한 느낌을 줄 정도의 경미한 자극에도 극심한 통증을 느끼는 증상을 보인다. 신경 손상을 주는 원인은 외상, 수술 후 상처가 회복된 뒤에 나타나는 통증, 당뇨병성 신경병증, 대상포진 후 신경통, 삼차신경통, 뇌졸중 후 중추성통증, 우울증 등 다양하다.

신경병증통증은 수면 장애, 기력 감소, 집중력 감퇴, 우울증 등의 질환을 동반하는 경우가 많기 때문에 진단에 마취통증의학과 외에 여러 진료과가 참여해야 한다. 항경련제와 항우울제를 1차적으로 투여하며, 필요하면 마약성 진통제를 투여한다.

복합통증

복합통증은 척추 수술 후 통증, 심한 척추관협착증, 손목터널증후군, 교통사고 후 목을 다쳐 생기는 채찍질증후군 등 신경병증통증과 통각수용통증 요소가 복합적으로 포함되어 있다. 반드시 항경련제와 항우울제를 함께 써야 효과를 볼 수 있다.

암성통증

암 환자가 겪는 통증을 포괄적으로 가리킨다. 암에 의한 통증, 방사선치료, 화학요법, 수술 등 암 치료 중 발생하는 통증, 암으로 전신 쇠약이 초래돼 2차적으로 발생하는 통증, 암과 관계없이 환자가 원래부터 가지고 있던 두통이나 류머티즘 질환 등으로 생기는 모든 통증이 여기에 포함된다. 암성통증은 통각수용통증인 체성통증과 내장통증, 신경병증통증으로 분류된다. 통각수용통증은 암 자체가 뼈나 내장, 혈관, 신경 등의 연부 조직을 침범해서 나타난다. 신경병증통증은 말초신경이나 척수 조직에 염증 세포가 침윤해 나타나는 증상으로 수술, 항암 요법, 방사선치료 등에 의한 신경조직 손상으로 나타난다.

만성통증에 대한
네 가지
기본 치료법

만성통증은 약물이나 물리치료, 심리치료, 신경치료_{신경차단술이나 신경} _{절제술} 등 다양한 방법으로 치료한다. 대부분 두세 가지 치료법을 함께 사용하며, 환자에 따라 특별히 비중을 두는 치료가 있기도 하다.

약물치료

약물치료는 모든 통증에 대한 기본 치료법이다. 먼저 아스피린, 아세트아미노펜, 비스테로이드 소염제 등의 소염 진통제를 복용한다. 이런 진통제로도 효과가 없으면 마약성 진통제를 쓴다. 코데인_{codeine} 같은 약한 마약성 진통제뿐 아니라 모르핀이나 펜타닐_{fentanyl} 같은 강한 마약성 진통제를 먹도록 하는데, 피부에 붙이는 패치나 항문에 삽입하는 좌약 등 다양한 통증 치료제가 사용된다. 진통제와 함께 완전히 다른 약물이 함께 사용되기도 하는데, 이런 약제로는 스테로이드제, 항경련제, 항우울제 등이 있다.

물리치료

물리치료는 아픈 신체 부위에 마사지 같은 물리적 힘이나 열, 냉기 등을 가해 통증을 줄이고, 통증으로 줄어든 신체의 운동 범위를 늘려나가는 치료법이다. 통증을 줄여주는 치료는 보통 2~4주에만 눈에 띄는 효과가 나타난다. 근육통의 경우, 찜질, 저주파요법 등을 1개월만 받아도 증상이 70~80퍼센트 개선된다. 또 운동이나 자세 교정 같은 치료도 하는데, 이들 치료법은 12주 정도 꾸준히 지속해야 효과를 볼 수 있다.

심리치료

심리치료는 스트레스 같은 만성통증을 유발하는 문제를 없애줄 뿐만 아니라, 만성통증으로 인해 생기는 문제를 치료하는 데도 활용된다. 스트레스가 심해지면 코르티솔 등 스트레스 호르몬이 만성적으로 분비된다. 그러면 우리 몸을 방어하는 체계가 붕괴되고 통증에 취약해져 평소에는 느끼지 못할 미세한 통증까지 크게 느껴진다. 심리 상담을 통해서 스트레스 대응법, 일상생활 속의 스트레스를 줄이는 방법, 촉박한 상황에 대한 대처법 등을 익히면 통증 완화에 도움이 된다.

신경치료

신경치료는 과다하게 흥분된 신경이나 통증 유발 부위에 신경치료제를 직접 투여해 신경 기능을 정상화하는 치료법이다. 혈액순환을 원활하게 해서 축적된 노폐물을 제거하고, 단축되거나 경직된 근육을 이완시키고, 탄력을 회복시켜 전신의 균형 상태를 바로잡아 준다. 또 우리 몸의 각종 기능을 제어하는 자율신경계의 평형 상태를 회복시키고, 자율신경 치료로 통증을 완화하며, 통증 자체도 치료한다.

난치성 통증이 심하면 해당 부위의 신경 기능을 정지시키는 신경 파괴술을 하기도 하고, 뇌에 통증 신호를 전달하는 경로인 신경을 파괴하는 신경절제술이 시행되기도 한다. 다만, 극단적인 치료법이기 때문에 다른 치료법이 모두 실패했을 때 마지막 수단으로 사용해야 한다. 신경절제술은 열로 신경을 파괴하는 것으로, 신경 손상 결과가 영구적일 수도 있고, 일정 시간이 지난 뒤 신경이 다시 자랄 수도 있다.

서양의학 하면 생각나는 것이 주사다. 그래서 병원에 가면 으레 주사를 맞아야 하는 것으로 알고 있는 사람이 많다. 하지만 서양의학에서도 요즘은 약물을 사용하지 않고 바늘로 찌르는 것만으로도 많은 병이 치료된다는 새로운 개념을 도입해 연구, 활용하고 있다.

대표적인 것이 펜스PENS라는 치료다. 펜스는 피부에 전극을 붙여서 전기적 자극을 가하는 '텐스TENS, 경피적 신경 전기 자극'라는 물리치료 방법보다 진일보한 것으로, 바늘을 찔러 피부를 통과시킨 뒤 전기적 자극을 가하는 방법이다. 펜스는 기존의 텐스보다 훨씬 효과적이며 바늘이 정확한 부위에 도달했을 때는 치료율이 기하급수적으로 증가한다. 이러한 방법을 '침습적 전기 자극'이라고 하는데, 유럽과 미국에서는 이미 널리 쓰이고 있는 치료법이다.

또 하나, 만성통증 치료에서 가장 많이 쓰이는 방법 중에 발통점 주사가 있다. 발통점 주사는 근육에 있는 통증의 원인을 찾아 바늘로 쿡쿡 찔러 국소마취제를 주입하는 방법이다. 그런데 1980년대 이후 구태여 약물을 주입하지 않아도 찌르는 것만으로 치료 효과가 같다는 사실이 밝혀졌다. 주사로 약물을 주입하면 여러 가지 부작용이 나타날 수 있는데, 구태여 주사가 필요하냐는 의문이 제기되었고, 그 뒤로는 많은 의사들이 주사를 놓지 않고 한방에서 사용하는 침과 같은 도구로 시술하게 되었다.

주삿바늘은 끝이 칼날 같아서 몸속으로 들어가면서 조직을 손상시킨다. 특히 시술 과정에서 혈관이나 신경을 찌르면 자칫 위험한 상황이 벌어질 수 있다. 그러나 침 형태의 바늘은 끝이 미사일 탄두 모양으로 둥글게 생겨서 조직을 손상시키거나 감염을 일으킬 가능성이 훨씬 낮다.

물론 단점도 있다. 침 형태의 바늘은 피부를 뚫고 들어가면 반드시 휘어지게 되어 있어서 정확한 통증 지점에 도달하기 어렵다. 반면 주삿바늘은 목표 지점까지 정확하게 뚫고 들어간다. 그래서 침과 같은 도구를 깊이 찌를 때는 특수한 기구를 이용하거나 강도를 매우 강하게 해서 덜 휘게 해야 한다. 그래야만 몸 안에 똬리를 틀고 있는 병의 원인을 정확하게 찾아 들어갈 수 있다.

주사를 사용하는 대부분의 치료법이 비슷한 상황이다. 구태여 약물을 투입하지 않아도 같은 치료 효과를 낼 수 있기 때문에 굳이 위험 요소가 높은 주삿바늘을 쓸 이유가 없다. 세계 의학계의 추이가 모두 주사 대신 바늘을 활용하는 쪽으로 변하고 있다.

그런데 유독 우리나라에서만큼은 침 형태의 바늘을 사용한 치료법이 날개를 펼치지 못하고 있다. 주사가 아닌 모든 형태는 한의학만의 것이라며 한의사들이 반기를 들고 있기 때문이다.

침습적 전기 자극술이나 발통점 바늘 자입법은 이미 수천 편의 논문이 발표되어 의학적으로 합리적이고 저렴하며 효과적이라는 사실이 밝혀졌다. 임상적인 경험으로 보더라도 이런 방법들은 기존의 운동치료나 물리치료보다 훨씬 효과적이다. 더구나 의료 수가가 낮기 때문에 수술을 줄이거나 혐오스러운 고통에서 벗어나기 위한 일차적 치료로 매우 합당하다.

중요한 것은 양의사가 치료하느냐 한의사냐가 치료하느냐가 아니다. 우리는 의료의 주인인 환자를 먼저 생각해야 한다. 만성통증은 감기 다음으로 흔한 병이다. 누구에게나 찾아올 수 있고, 오래되면 우울증이 동반되고, 통증부위가 전신으로 확대되어 인생이 좌초되는 경우가 너무나 많다. 환자의 고통을 걱정하는 많은 의사들이 하루빨리 안전하고 효과적이며 저렴한 치료법이 시행되기를 고대하고 있다.

게다가 우리나라는 침 형태의 바늘을 이용한 통증 치료에서는 독보적인 기술력을 자랑한다. 하지만 이 치료법은 세계 의학계가 큰 관심을 기울이고 있는 만큼 언제 어느 나라에서 꽃을 피우게 될지 모른다. 중의학이 단단히 자리 잡고 있는 중국에서조차 한국의 펜스와 IMS를 배운 의사가 5,000명이 넘는다고 한다. 줄기세포 분야에서 우리나라가 한창 앞서 나가다가 지금은 뒤져버린 것처럼, 이 획기적인 기술조차 앞자리를 내주어야 하는 게 아닌가 싶어 걱정스럽다.

세계적으로
주목받는
최신 치료법

의료 선진국인 미국은 만성 근골격계 통증에 대한 치료법에 있어 우리나라와 큰 차이를 보인다. 미국에서는 환자와의 상담이나 이학적 검사 비용이 너무 비싸서 시술보다는 마약 처방을 선호하는 경향이 있다. 반면 우리나라는 환자의 상담이나 이학적 검사가 거의 무료로 진행되기 때문에 마약성 진통제보다 시술이 발달되어 있다. 증상을 잡는 것보다 근본적인 치료가 진행되는 셈이다.

만성통증에 사용되는 치료법은 IMS, 증식 요법, PRP, 체외충격파 치료, FIMS 등이 대표적이다. 이중 IMS와 증식 요법이 가장 많이 쓰이며 PRP와 체외충격파, FIMS는 일부 전문 병원에서만 도입하고 있다. 이들 치료법은 단독이나 다른 치료와 더불어 시행되며, 최근 줄기세포 치료 기대가 확산됨에 따라 덩달아 관심을 받는 분야가 되었다.

IMS

주사가 아닌 침과 같은 형태의 바늘을 사용하는 모든 치료법을 IMS라고 한다. IMS 중에서 가장 보편화된 것은 심부 전기적 신경 자극술PENS, Needle Tens, PENMT 등 여러 이름으로 불린다이다. 이는 신경이 지나는 지점에 바늘을 꽂아 전기적인 자극을 가하는 것이다. 동네 병원 다섯 곳 중 한 곳에서 볼 수 있을 만큼 광범위하게 사용되는 치료법이다.

만성요통 환자에게 운동과 더불어 IMS를 시행하면, 운동만 한 경우에 비해 효과가 뛰어나며 물리치료에서 가장 많이 쓰이는 텐스 치료법보다 탁월한 효과가 있다. 또한 당뇨병성 신경증에도 탁월한 효과를 보인다. 무릎 통증이나 목의 통증에도 효과적이라는 논문이 지속적으로 발표되지만 아직 연구 단계다.

또 다른 형태로 G-IMS가 있는데, 이것은 구태여 전기 자극을 가하지 않더라도 바늘 끝이 정확한 목표 지점에 도달하면 충분한 효과가 발생한다고 보는 것이다. 이는 맹검법* 조사를 통해 주사보다 효과적이라는 사실이 입증되었으나 시술하는 사람의 기술에 따라 치료 결과가 달라진다는 단점이 있다.

증식 요법

증식 요법은 힘줄이나 인대에 주사를 하여 이를 강화하고 조직의

---

* 맹검법 : 신약 임상 시험을 할 때는 가짜 약을 투여하는 대조군을 두는데, 어느 것이 가짜 약인지 의사 또는 피검자가 모르게 하는 시험법이다.

재생을 촉진시키는 데 목적을 둔 치료법이다. 포도당이나 성장호르몬, 봉독 성분, 줄기세포 등 다양한 매체를 주사한다. 미국에서는 의료 행위로 인정되지만 보험 급여는 적용되지 않았는데, 최근 우리나라 의사가 발표한 국제적인 논문에서 관절의 병증에 뛰어난 효과를 나타낸다고 보고하고 있어 재조정을 시작한 것으로 알려져 있다.

이 분야는 미국 의사들의 논문에 비해 우리나라 의사들의 논문 함량이 높은 것으로 정평이 나 있다. 미국 의사들은 증식 요법처럼 의료 수가가 낮은 시술에 별 관심을 두지 않기 때문이다. 최근 줄기세포의 치료 적응이 광범위하게 확산될 조짐을 보이면서 미국 의사들도 점차 관심을 기울이는 추세다.

PRP

PRP는 혈액에서 염증 조절과 재생에 관여하는 성분을 분리해 주사하는 방법이다. 당뇨병성 족부궤양이나 압박에 의해 발생한 조직의 괴사나 궤양에 탁월한 효과가 있는 것으로 입증되었다. 다른 병변에 대해서는 아직 입증되었다고 보기 힘들지만 활발한 연구가 진행되고 있어 오래지 않아 폭넓은 범위에 적용될 것으로 기대를 모은다.

최근에는 증식 요법처럼 힘줄과 인대의 질병 치료에도 현저한 효과가 있다는 보고가 있는가 하면, 단순 증식 요법이나 자극술에 비해 효과가 없다는 보고도 종종 나오고 있어 좀 더 시간을 두고 지켜봐야 하는 상황이다. 하지만 이 또한 만성통증에 대한 미래 지향적인 치료 방법임은 분명하다.

체외충격파 치료

충격파 치료는 외부에서 몸에 물리적인 충격을 가해 조직을 자극하거나 석회화를 방해하는 방법이다. 팔꿈치 통증, 족저근막염, 어깨의 회전근개 통증 등에 주로 사용된다. 아직까지는 부위마다 치료에 도움이 된다는 보고와 그렇지 않다는 보고가 엇갈린다. 하지만 어깨의 석회성 건염과 발바닥의 족저근막염에 대해서는 비교적 근거가 충분하다. 또한 매우 안전하고 부작용이 거의 없기 때문에 수술을 결정하기 전에 시도해볼 만하다.

FIMS

FIMS는 우리나라에서 처음 시도된 치료법이다. 이는 신경이나 근육, 힘줄을 싸고 있는 막들이 주위 조직과 유착되었을 때 투시경이나 내시경, 초음파 기기를 사용해 병변을 확인하고 특수 바늘로 유착을 없애는 방법이다. 수술 없이 어깨 동결견의 유착을 없애는데 분명한 효과가 있다. 또한 척추의 전방전위증에도 효과가 있는 것으로 보고된다. 최근에는 유착되거나 염증이 심한 병변을 내시경으로 확인하고 치료하는 방법이 사용된다. 국내에서는 차의과대학이 줄기세포의 적용에 FIMS가 효과적이라고 판단해 이 치료법을 정책적으로 육성하고 있다.

척추 수술 후
우리 몸은
어떻게 달라지는가

흔히 디스크라고 하는 '추간판탈출증'으로 진단받으면 의사도 환자도 수술부터 하려 든다. 너도나도 튀어나온 디스크를 물리적으로 긁어내는 것만이 능사라고 생각한다. 하지만 이때 척추 수술 이후 우리 몸은 상상 이상의 큰 변화를 겪는다는 사실을 간과해서는 안 된다. 이를 '척추 디스크 수술 사후증후군' 또는 '실패한 척추 수술 증후군'이라고 부르는데, CT기술이 발달하기 전까지만 해도 이 병은 미스터리로 여겨질 만큼 일반에 알려지지 않았다. 게다가 1980년대까지만 해도 수술에 따른 부작용이나 후유증을 지금처럼 심각하게 받아들이지 않았다. 하지만 CT 기술이 발달하면서 수술 후에 생기는 병리 현상에 대한 정보가 하나둘 쌓였고, 수술에 대한 경각심 역시 높아지고 있다.

디스크는 수술한 부위에서 다시 탈출한다

디스크는 평소 튼튼한 섬유륜 막으로 둘러싸여 있다. 물론 디스크가 탈출했다는 것은 이 막에 균열이 생겼음을 의미한다. 하지만 심각한 파열이 아닌 이상, 이 막은 일정 강도를 유지하는 경우가 대부분이고 디스크가 저절로 흡수되어 원상회복하는 경우 다시 본래 위치와 강도를 되찾는다. 반면 수술로 섬유륜 막에 구멍을 뚫고 디스크를 긁어낸 경우, 2~3년 안에 해당 부위에서 추간판탈출증이 재발하는 일이 많다.

수술 후 척추 협착이 눈에 띄게 증가한다

척추 수술을 하면 척추의 불안정은 더욱 가중된다. 그런 까닭에 10년쯤 지나면 60퍼센트 내외에서 척추 협착이 나타난다. 그중 25퍼센트는 극심한 협착으로 분류된다. 이는 수술을 하지 않은 사람들과 비교할 때 분명히 높은 수치이며, 문제가 있는 관절을 기구로 고정한 경우, 그 관절 위아래에서도 척추 협착이 더 증가한다.

감염 때문에 재수술을 할 수 있다

모든 수술은 감염의 여지를 안고 있다. 문헌마다 다소 차이는 있지만 평균적으로 3~5퍼센트가 수술 뒤에 감염이 나타나 장기적인 약물치료를 받아야 하고, 재수술을 받아야 할 만큼 심각한 경우도 1퍼센트가 넘는 것으로 알려져 있다. 수술 후 감염은 수술을 한 뒤 바로 나타나는 경우보다 수술 후 6개월에서 1년 정도 경과한 뒤에 나타나는 경우가 더 큰 문제이다. 이처럼 나중에 나타나는 감염은 좀 더 오랜 기간의 치료가 필요하고, 치료 효과도 낮아 재수술을 해야 하는 경우가 많다.

수술 중 신경 손상이 발생할 수 있다

단순한 디스크 탈출 수술 뒤에도 60퍼센트 이상에서 신경을 싸고 있는 막들의 유착경막외 유착과 지주막하 유착이 나타나며, 이 때문에 신경에 대한 뇌척수액 공급이 저하된다. 또한 상처가 신경을 손상시키면서 극심한 요통과 다리 저림을 유발할 수 있다. 드물게는 수술 중에 신경 손상이 발생하기도 한다. 단순한 손상은 저절로 회복되지만 심각하면 회복하기 힘든 장애나 극심한 통증을 남기기도 한다. 극심한 통증을 호소하는 실패한 수술 증후군 환자는 어떤 경로건 신경 손상이 발생했다고 볼 수 있는데, 이는 대부분 수술 후에 발생한 상처와 유착 때문이다.

척추 불안정성이 발생할 수 있다

척추 수술 이후 가장 많이 발생하는 문제가 척추 불안정성이 생기는 것이다. 특히 기구를 이용한 척추고정술을 시행한 경우, 척추 불안정성이 발생하는 것은 시간문제이다. 일반적으로 수술 후 3~5년 사이에 대부분의 수술 환자가 척추 불안정성으로 고생한다. 특히 농사를 짓는 사람들은 허리를 굽히고 일하는 경우가 많기 때문에 척추 불안정성을 피해 가기 어렵다. 기구를 넣지 않는 일반적인 척추 수술도 큰 차이는 없다. 수술 과정에서 불가피하게 허리 뒤쪽 근육이나 뼈 등의 지지조직 일부가 손상되기 때문에 척추 불안정성 유발은 기정사실이라고 봐야 한다. 다행히 최근에는 내시경이나 최소 침습 수술^{복강경} 등의 발달로 이 같은 부작용이 크게 줄어들었다.

수술이나 비수술, 어느 쪽도 아직은 완벽하다고 할 수 없다. 수술을 선택하는 의사는 수술을 통해 환자에게 확실한 처방을 해주어야 한다고 생각하고, 비수술을 선택하는 의사는 가능하면 수술을 피해 부작용을 줄이는 것이 좋다고 생각한다. 이들의 생각은 서로 상반되지만 각자의 의지와 충분한 연구 결과를 배경으로 한다.

우리나라의 수술 기술은 단연 세계 최고 수준이다. 앞으로 수술 기술이 더 발전하면 수술의 예후 또한 더욱 좋아질 것이다. 더불어 비수술적 방법도 눈부시게 발전하고 있으므로 좀 더 많은 환자가 수술 없이도 좋은 결과를 얻을 것이다. 하지만 분명한 것은 수술은 항상 마지막에 고려해야 할 문제라는 점이다.

수술 전 반드시
확인해야 할
7가지 질문

일단 몸에 칼을 대면 되돌릴 수 없다. 따라서 수술을 결정할 때는 모든 상황과 가능성을 고려해야 한다. 아무리 간단한 수술도, 아무리 잘된 수술도 우리 몸을 수술 전과 똑같은 상태로 되돌려놓을 수는 없다. 특히 척추는 인체를 떠받치는 기둥인 만큼 수술을 결정하기 전에 신중에 신중을 기해야 한다.

모든 환자는 자신의 상태에 대해 정확히 알아야 하고, 수술을 하거나 하지 않았을 때 자기 몸에 어떤 변화가 일어날지 분명히 확인해야 한다. 수술을 결정하기 전에 반드시 의사나 자기 자신에게 물어봐야 할 질문 7가지를 정리했다.

1. 어떤 형태의 수술을 받아야 하는가?

자신이 어떤 형태의 수술을 받아야 하는지, 얼마나 많은 부분을 수술해야 하는지, 그리고 왜 특정 형태의 수술이 필요한지 확인해야 한다. 같은 증상으로 같은 부위를 수술한다 하더라도 어떤 종류의 수술을 받느냐에 따라 결과가 달라지기 때문이다. 의사 입장에서는 결과가 좀 더 완벽하기를 바라기 때문에 수술 범위가 필요 이상으로 커질 수도 있다.

2. 통증의 원인이 분명한가?

통증의 원인이 분명한지, 반대로 그 원인이 자신의 증세와 정확히 부합하는지 확인해야 한다. 통증의 원인이 명확하지 않다면 '가능성이 높다'는 것만으로 수술을 해서는 안 된다. 예를 들어 디스크의 팽윤이나 경미한 디스크 탈출은 꼭 수술이 필요한 경우라고 할 수 없다.

3. 수술을 하지 않으면 어떤 상황이 벌어질까?

수술을 하지 않으면 앞으로 어떤 상황이 벌어질지 확인해야 한다. 통증이 점점 심해질지, 증상 범위가 넓어질지, 시간이 더 경과하면 어떤 문제가 발생할지 등을 학문적 근거에 의해 명확히 확인하고 넘어가야 한다. 그리고 당장 해야 하는 시급한 수술이 아니라면 시간을 좀더 갖고 진지하게 생각해보는 쪽이 좋다.

4. 수술을 한 다음 발생할 문제는 없을까?

수술이 잘되었다는 것과 증상이나 병이 완치되었다는 말은 서로 다르다. 즉 수술이 잘되었다고 해도 증상이 없어지지 않거나 오히려 악화되는 경우, 전에 없던 증상이 나타나는 경우도 많다. 따라서 모든 수술은 잘되었을 때보다 잘못되었을 때를 진지하게 고려해야 한다. 만약 의사가 쉽고 간단한 수술이라고 하면서 수술 뒤에 발생할 수 있는 합병증이나 부작용을 정확히 설명해주지 않는다면 그는 당신의 병보다 다른 것에 더 관심이 있는지도 모른다. 아무리 간단한 수술도 부작용이 있을 수 있다는 것을 기억해야 한다.

5. 나의 증상이 꼭 수술을 해야 할 정도인가?

자신의 증상이나 병이 반드시 수술을 해야 하는 정도라는 의학적 근거가 있는지 확인해야 한다. 우리나라는 반드시 입원하지 않아도 되는데 입원을 하고, 당장 수술해야 하는 경우가 아닌데도 수술을 하는 경향이 있다. 외국에 비해 외래 이용 또한 과도하게 많다는 지적도 있다.

우리나라는 선진국 중 가장 많은 약을 복용하며, 유일하게 병상이 증가하고 있는 나라다. 2006~2010년에 시술 건수 증가율이 가장 높은 수술은 갑상선 수술, 슬관절_{무릎관절} 전치 수술, 일반 척추 수술 등으로 모두 5년 사이 70퍼센트 이상 증가했다. 특히 일반 척추 수술은 일본의 3배, 미국의 1.5배다_{2009년 기준, 국민건강보험공단 자료}. 이는 단지 수술 기술이 뛰어나다거나 의료비가 낮다는 것만으로는 설명할 수 없는 현상이다. 우리나라가 과잉 의료 공화국으로 여겨진다는 사실을 염두에 두고 수술 여부 결정에 신중을 기해야 한다.

6. 담당의가 아닌 다른 의사들의 생각은 어떠한가?

환자는 의사를 신뢰해야 한다. 같은 치료를 하더라도 의사를 신뢰하는 환자와 그렇지 않은 환자의 예후에는 큰 차이가 있다. 하지만 수술 같은 중요한 사안을 결정할 때는 되도록 많은 사람의 의견을 들어보는 것이 좋다. 가능하다면 여러 명의 전문의를 만나보고, 그것이 어렵다면 인터넷 의료 상담을 이용해도 좋다. 자신의 의료 사진을 디지털카메라로 찍어서 보관하고 이를 포털 사이트 의료 상담 코너에 올려 전문의들의 의견을 구하면 도움을 받을 수 있다. 이런 곳에서 하는 상담 내용은 일반에 공개되기 때문에 공신력이 높은 편이다.

단편적인 예로, 인맥이 많거나 돈이 많은 환자는 같은 병이라도 수술을 하는 경우가 드문 반면, 시골에서 올라온 노인 환자는 그냥 의사가 하자는 대로 수술을 하는 경향이 있다. 좋은 인맥을 가지면 좀 더 적절한 조언을 얻을 기회가 많기 때문이다. 이런 환자들은 보통 3명 이상의 의사와 상담한다.

7. 수술 외의 다른 치료 방법은 어떤 것이 있나?

병이나 통증 때문에 겪는 불편의 정도가 얼마나 심각한지 스스로 가늠해보는 과정이 필요하다. 자신의 상태가 장기적으로 일상생활에 지장을 초래할 정도인지 곰곰이 생각해봐야 한다. 또한 비수술적 치료를 충분히 해보았는지도 돌이켜보아야 한다. 비수술적 치료는 치료자의 진단과 경험에 따라 결과가 크게 달라질 수도 있으므로 경험 많은 의료진에게 충분한 치료를 받아보는 것이 좋다.

수술은 필요한 경우에는 최고의 치료이지만 자칫 잘못하면 의사나 환자 모두 원치 않는 결과를 불러올 수 있다. 따라서 환자도 자기 몸에 대해 책임감을 갖고 결정해야 한다. 일단 수술을 결정했다면 반드시 의사를 믿고 따라야 하지만, 수술 여부에 대한 결정만은 의사의 권유가 아니라 환자 자신이 해야 한다. 환자를 나쁘게 하려는 의사는 없지만 의사가 원하지 않는 결과는 언제든지 생길 수 있기 때문이다.

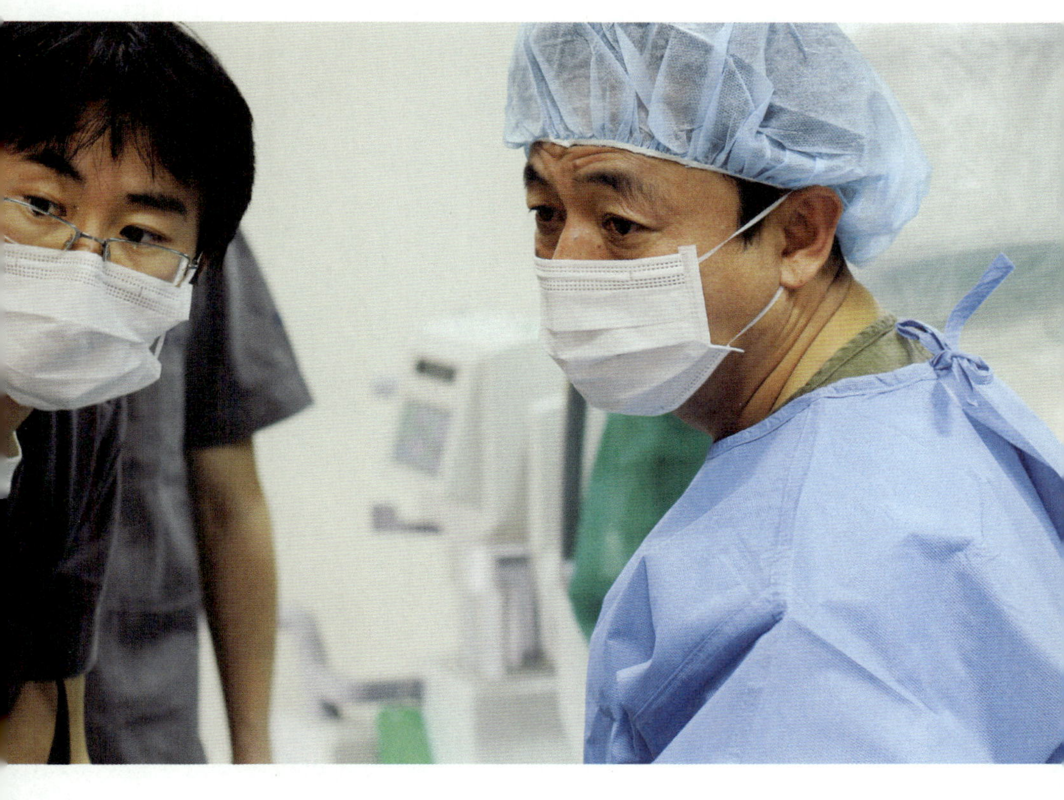

part 6

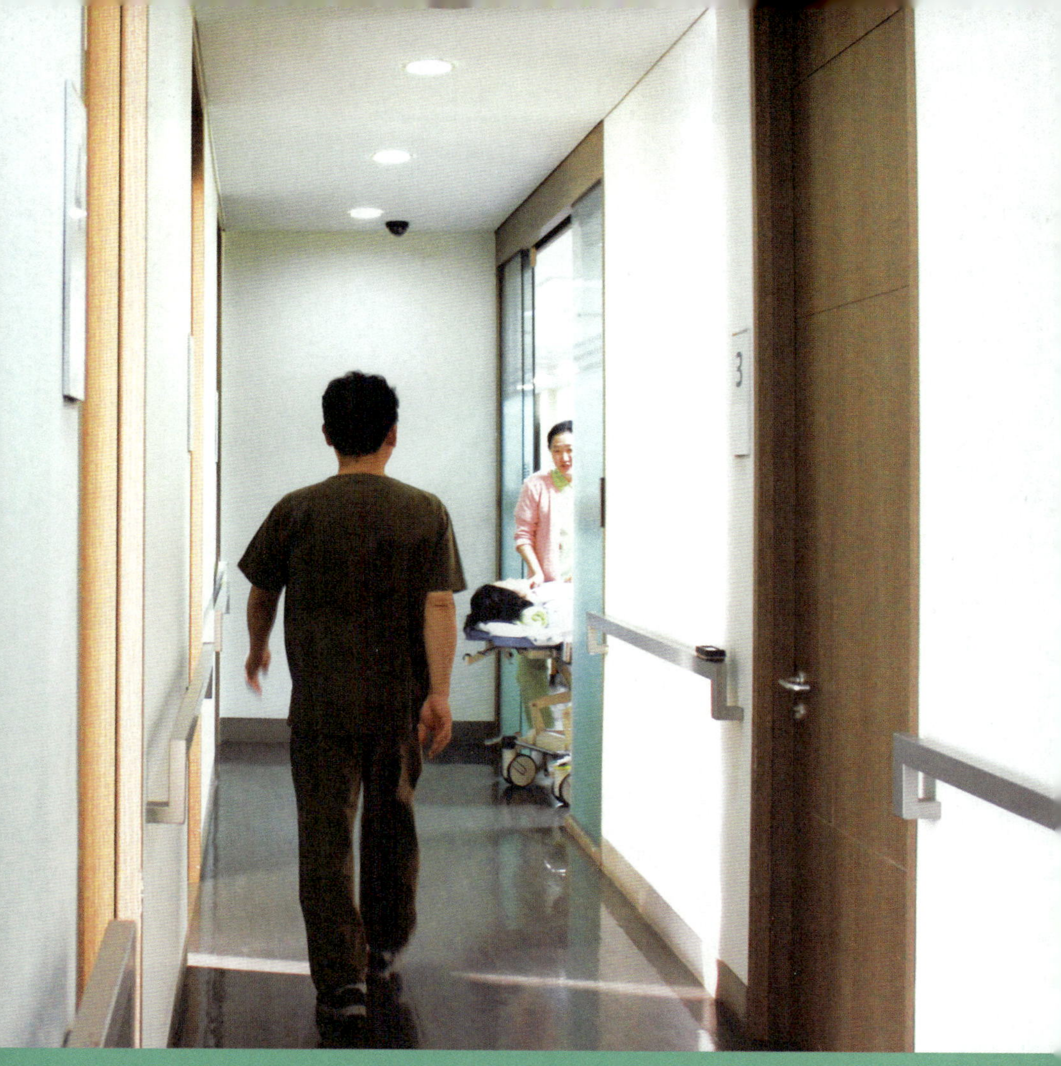
만성통증 환자일수록
섹스를 해야 한다

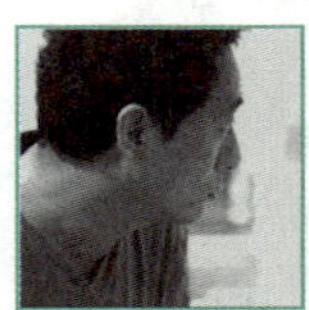

건강한 성생활은 삶에서 중요하다.

삶의 만족을 높이는 비뇨생식기의 건강을 위해 중심 근육을 바로잡아야 한다.

성기능 장애의
원인은
허리와 골반 통증

"허리와 골반에 통증이 있고, 소변이 자주 마려운데 화장실에 다녀와도 영 시원하지 않습니다. 성욕도 없고, 아침마다 발기되던 것도 감감무소식이 된 지 4~5개월 지났습니다. 그 사이에 우울증이 찾아왔고, 애인과도 헤어질 위기에 처해 있습니다."

누군가 이런 얘기를 한다면 그저 남의 일이려니 하고 흘려들을지도 모른다. 그러나 이런 증상은 너무나 흔하고, 누구에게나 찾아올 수 있다.

이런 환자가 병원을 찾아온다면 의사는 어떤 진단을 내릴까? 우선 어느 과의 문제인지 생각해보자. 소변이 시원치 않다는 점에서 우선 비뇨기과를 떠올릴 수 있다. 하지만 문제는 그렇게 간단하지 않다. 허리와 골반의 통증이 그 이후에 벌어지는 모든 증상의 원인일 수도 있기 때문이다.

허리나 골반이 아픈 사람이 방광 기능이 약해지는 것에 대해서는 아직 의견이 분분하다. 하지만 개연성은 충분하다. 허리나 골반이 아픈 사람에게 성기능 장애가 동반되는 것은 이보다 잘 밝혀져 있다. 원인은 크게 세 가지로 나누어볼 수 있다. 하나는 신경 기능 저하에 따른 것, 다른 하나는 통증으로 인한 약물 복용에 따른 것, 나머지는 허리 통증 때문에 섹스를 잘 할 수 없을 것이라는 두려움 등의 심리적 요인이다.

물론 비뇨기과나 산부인과적 진단과 치료만으로 증상을 잡을 수 있다면 가장 좋다. 그러나 그것만으로 해결되는 문제가 아니라면, 그리고 허리나 골반의 문제를 제대로 진단하지 못하는 상황이라면 환자는 고통 속에서 길을 잃게 된다. 허리와 골반의 통증은 적극적으로 치료하지 않으면 쉽게 나아지지 않기 때문이다. 겉으로 드러난 상처가 없다 보니 주변 사람들에게는 별일 아닌 것처럼 여겨질 수 있지만 환자 본인은 너무 힘들고 비참하다.

허리나 골반 통증으로 고생하는 환자들이 가장 먼저 생각하는 것은 MRI나 CT 촬영이다. 이런 첨단 장비를 활용하면 몸속을 훤히 들여다볼 수 있으리라는 기대 때문이다. 하지만 MRI나 CT 같은 검사만으로 진단을 내릴 수는 없다. MRI나 CT가 모든 진단을 내려줄 수도 없을뿐더러 오히려 실제로는 통증과 상관이 없는데도 촬영 결과 이상이 나타났다고 해서 수술을 해 낭패를 보는 경우가 종종 있다.

반대로 MRI나 CT에 이상이 없다고 해서 문제가 없다고 단언할 수도 없다. 통증의 원인이 되는 염증 반응은 이 같은 검사로 나오지 않는 경우가 더 많기 때문이다. 최근에는 다차원 CT 검사가 척추 질환에 많이 시행된다. 이 검사는 일반 CT에 비해 관절 부위를 더 정확히 관찰할 수 있고, 염증에 의해 황색 인대가 커져 있는 것을 분명하게 보여준다는 장점이 있다. 그럼에도 이런 검사는 항상 절대적인 것은 아니므로 추가 검사가 필요하다.

이런 경우 가장 먼저 운동 범위를 체크해보는 것이 좋다. 허리를 뒤로 젖히는 데 제약이 있거나 골반 뒤나 다리가 아프다면 척추관절에서 오는 통증 내지 척추 협착을 생각해볼 수 있다. 허리를 앞으로 굽힐 때 아프다면 흔히 디스크 문제를 생각하지만 이 또한 논란의 여지는 많다. 허리를 굽혔다가 펼 때 아프면 척추관절의 통증이거나 척추뼈가 전방으로 이동전방전위증해 관절의 압력이 증가한 경우다.

허리나 골반 통증이 있는 사람들에게 유용한 또 다른 검사는 갈비뼈 아래 옆구리 부위를 손으로 집어보는 것이다. 이 부위를 손으로 집어 근육이 너무 약하거나 과도하게 긴장되어 있다면 허리를 둘러싼 근육뿐만 아니라 골반을 받치고 있는 근육도 약화된 것으로 추정할 수 있다. 때문에 전립선비대증이나 방광염이 함께 나타난다 하더라도 치료는 허리를 둘러싸고 있는 근육과 골반바닥근육*을 강화하는 데서 시작해야 한다. 허리의 문제와 골반바닥근육의 두께는 반비례한다. 골반바닥근육이 발달되면 배꼽 아래가 평평해져서 허리 라인도 아름다워진다. 호흡근과 골반바닥근육의 건강이 바로 장수의 지름길이다.

흔히 골반바닥근육 강화 운동으로 케겔 요법**을 권하는데, 이것도 좋지만 평소 걸음걸이를 바꾸는 것만으로도 도움이 된다. 걸을 때 보폭을 어깨너비만큼 크게 하고, 다리를 길게 쭉 뻗어서 걷고, 가능하면 발뒤꿈치부터 엄지발가락까지 충분히 바닥에 닿게 굴리면서 걷는 것이 좋다. 이렇게 걸으면 골반이 충분히 움직이며 골반과 허리를 감싸고 있는 근육이 발달해 통증에서 벗어날 수 있다. 모든 병은 잘못된 생활 습관 때문에 발생하며, 가장 좋은 치료법은 일상생활에서 찾아야 한다는 것을 잊지 말자.

• 골반바닥근육 : 자궁(남성은 전립선)과 방광, 대장을 들어 올리는 근육을 가리킨다. 골반바닥근육을 들어 올리면 전립선염, 전립선암, 오줌소태, 자궁암 등 여러 질환을 예방하는 데 도움이 된다. 골반바닥근육을 강화해 자유자재로 움직일 수 있으면 상대는 물론 자신의 성적 쾌감을 높이는 데에도 도움이 된다.
•• 케겔 요법 : 골반바닥근육을 강화해주는 운동. 코로 숨을 깊이 내쉬고 난 뒤 3~5초 동안 엉덩이와 항문의 근육을 힘껏 조였다 천천히 풀어준다. 다시 숨을 들이마시고 근육을 이완시킨다. 같은 방법으로 반복하되 점차 수축과 이완의 시간을 늘려나간다. 이 운동을 3개월 정도 지속하면 여성 질환을 예방하고 요실금 치료와 성감을 높이는 데 도움이 된다.

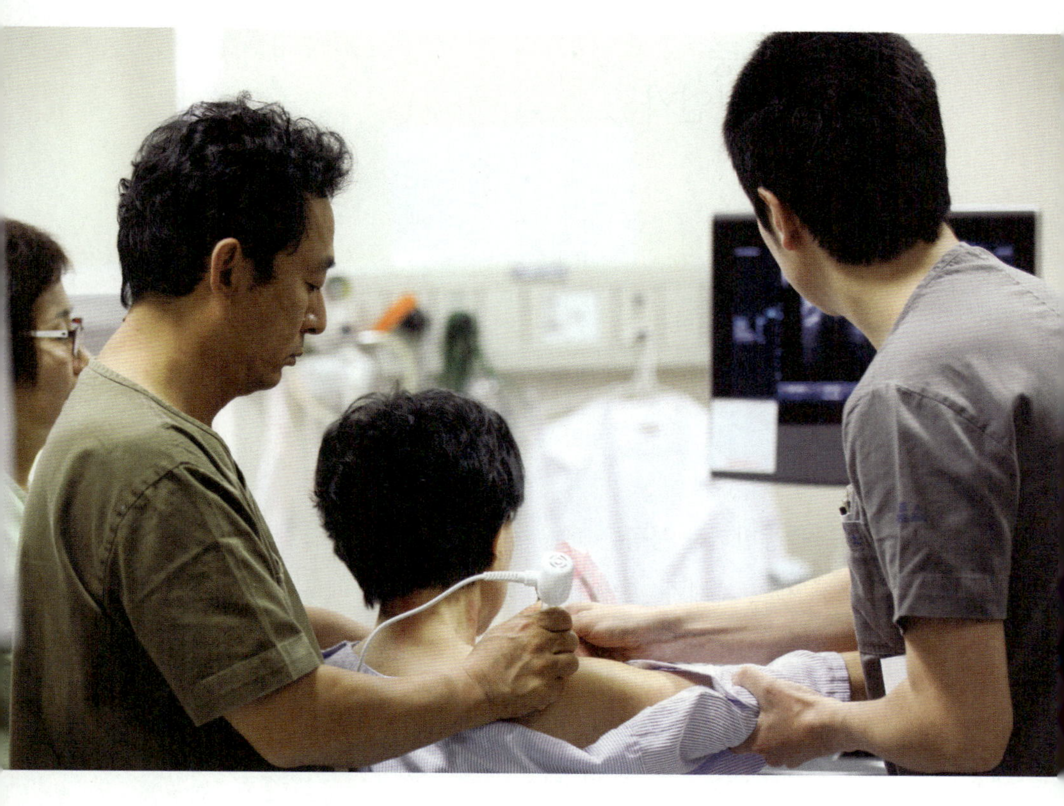

섹스 중 통증,
원인은 무엇인가

섹스 중에 동반되는 통증은 매우 심각한 문제인데도 잘 알려져 있지 않다. 섹스 자체가 프라이버시라고 생각하기 때문에 문제가 있어도 드러내놓고 얘기하기 힘들고, 설령 그 문제로 병원을 찾았다 하더라도 쉬쉬하는 경우가 태반이기 때문이다. 하지만 '병은 소문을 내야 빨리 낫는다'는 말처럼, 문제가 있으면 되도록 빨리 내놓고 적절한 치료를 받아야 한다. 생활에 불편을 느낄 정도로 문제가 있다면 섹스 트러블 역시 치료를 받아야 하는 질병이지 더 이상 사적인 문제가 아니다.

섹스 중 통증을 야기하는 대표적인 질환으로는 질경련증을 들 수 있다. 정확하게 말하면 질경련증은 잘못 붙여진 이름이다. 이는 질이 아니라 골반바닥근육의 문제이기 때문이다. 골반바닥근육은 질 입구를 에워싸고 있는데, 이 근육이 짧아지면 성기나 손가락, 탐폰 등이 질을 통과할 때 통증을 느낀다. 때에 따라 통증이 너무 심해서 섹스를 거부하기도 한다. 나아가 골반바닥근육에 경련이 오면 질 주위가 지나치게 좁아져 성기가 통과할 수 없다. 이때 무리해서 삽입하려고 하면 질이나 성기 점막이 벗겨져 매우 고통스럽다.

골반바닥근육은 정상적인 상황에서도 성기가 삽입될 때 긴장해 섹스의 즐거움을 배가시킨다. 문제는 비정상적이거나 과다한 긴장이다. 일반적인 경우, 성기가 질을 관통할 때 골반바닥근육이 짧아져 질이 좁아지는 정도로는 통증을 느끼지 않는다. 이는 자기 의지와 상관없이 일어나는 현상이다. 하지만 비정상적인 단축이 일어나면 극심한 통증을 불러 다리에 쥐가 나는 듯한 통증을 느낀다.

일시적으로 발생하는 질경련증의 경우, 질 바깥쪽의 염증이나 요도의 염증 때문에 긴장이 초래되어 발생하는 때가 많고, 질이나 주변의 손상 때문에 발생하기도 한다. 일부는 과거의 나쁜 경험이 만들어낸 심리적 작용 때문에 발생한다. 따라서 섹스를 할 때 상대방에 대한 충분한 배려는 기본적인 예의라고 할 수 있다.

만성적인 질경련증에 허벅지 안쪽의 불편감이나 허리의 통증이 동반된다면 이는 순수한 근골격계의 통증일 가능성이 높다. 이런 경우 대부분 소변이 자주 마렵거나 소변을 보아도 시원치 않은 증상이 같이 나타난다. 순수한 근골격계의 통증은 물리치료나 바이오피드백*을 비롯한 침습적 치료법**으로 치료할 수 있다.

---

* 바이오피드백 : 신경생리학적 장치를 이용한 심신 수련 치료법. 혈압, 뇌파, 근전도, 피부 저항, 체온 등 인체의 생리적 신호를 시청각적 신호로 바꾸어 환자에게 알려주는 과정이 중심이 된다.

질경련증에는 사타구니 안쪽의 통증과 고관절을 감싸는 통증이 같이 발생하는 경우도 있다. 이때는 '요천추신경총증후군lumbosacral plexus syndromes'을 의심할 수 있는데, 이 부류의 환자들은 잘 걷지도 못하고, 휠체어를 타고 다녀야 할 만큼 통증이 심하며, 시간이 지나면서 근육이 마른다. 통증이 미미한 환자라면 진단하기 어려울 수 있지만 부위별 통증이 극명하게 나타나면 증상이 특이하기 때문에 진단하기 어렵지 않다. 치료에 대한 반응도 빠르게 나타나는 편이라 예후 또한 좋다. 요천추신경총증후군을 제대로 치료하지 않으면 심각한 결과를 남길 수 있으므로 하루빨리 전문가를 만나 상담해야 한다. 이때도 질경련증이라는 증상이 아니라 그 원인을 찾는 데 집중해야 치료 효과를 거둘 수 있다.

●● 침습적 치료법 : 초음파검사 등과 같이 신체에 상처를 입히지 않고 할 수 있는 검사를 활용한 치료법이다.

비뇨생식기 건강,
중심 근육부터
바로 세워라

골반바닥근육은 항문올림근, 꼬리근과 이를 둘러싼 근막 등의 결합 조직으로 이루어져 있다. 이를 둘러싼 근막은 배와 등의 근육들과 연결되며, 일반적으로 배와 등을 둘러싼 근육이 같이 발달되면 골반바닥근육도 건강하다.

골반바닥근육과 배와 허리를 둘러싼 근육을 아울러 '중심 근육'이라고 부르는데, 바로 이 근육들로 척추의 전반적인 자세가 결정된다. 척추는 골반이라는 선체 위에 얹힌 돛대라고 할 수 있다. 척추는 골반의 움직임에 따라 중심을 잡고 바로 서기 위해 움직인다. 물론 척추의 극심한 변화에 대한 보상작용으로 골반이 비뚤어지는 일도 있지만 일반적으로는 골반의 자세가 척추의 자세를 만든다고 보면 틀리지 않다. 이처럼 중요한 골반을 지지하는 근육이 바로 중심 근육이다.

골반바닥근육은 방광, 소장, 대장 등의 장기와 자궁을 받치고 있으며 신장도 그 영향을 받는다. 이 근육은 또한 요로와 항문을 조여 주는 역할을 한다. 따라서 골반바닥근육이 약해지면 소변을 참기 어렵고 자궁이 뒤로 굽는다. 근육이 약해져서 방광이 처지거나 자궁이 뒤로 굽으면 요통이 발생하거나 심해질 수 있다. 일부 학자들은 이 문제가 불임과도 관계가 있다고 주장한다.

만성통증을 예방하고 치료하기 위해서는 중심 근육을 활성화해야 한다. 다행히 골반바닥근육은 자율신경계가 아닌 체신경계가 주된 신경으로, 우리의 의지대로 움직이고 훈련할 수 있다. 덕분에 적절한 훈련을 통해 근육을 건강한 상태로 유지할 수 있다.

중심 근육은 쉽게 말하자면, 배를 감싸고 있는 모든 근육을 가리킨다. 위로는 횡격막이 있고 앞과 옆은 복부 근육으로 싸여 있으며, 뒤는 허리 근육, 바닥은 골반을 움직이는 근육과 골반바닥근육으로 이루어져 있다.

중심 근육은 일차적으로 척추의 자세를 만드는 기능을 맡고 있다. 척추는 그 자체만으로도 충분히 중요하지만, 척추의 자세가 요추와 경추의 자세를 좌우하기 때문에 목과 허리, 목과 허리를 지나는 신경의 지배를 받는 팔과 다리 등 사실상 전신에 영향을 미친다. 즉 중심 근육이 약화되는 것만으로도 전신통증을 유발할 수 있다.

나이가 들어 신경이 퇴화되면 중심 근육의 일부는 약해지고 다른 일부는 단단해진다. 약해지든 단단해지든 양쪽 모두 자기 역할을 못하게 되어, 서 있을 때 상부 등이 뒤로 지나치게 넘어가거나 허리가 굽는다. 특히 걸을 때는 골반을 제대로 움직이기 어렵기 때문에 넘어지지 않기 위해 팔자걸음을 걷거나 허리를 구부린다. 중심 근육을 발달시키면 이런 현상은 일어나지 않으며, 이런 변화가 생긴다 해도 심하게 변형되지만 않았다면 적절한 훈련으로 척추의 건강을 되찾을 수 있다.

중심 근육의 약화는 비뇨생식기 계통의 문제를 일으키기도 한다. 중심 근육이 비뇨생식기를 받들고 있어 요도와 항문, 생식기 입구를 조여주기 때문이다. 소변 문제에서 자유롭고 싶다면, 그리고 건강한 성생활을 원한다면 중심 근육부터 바로잡아야 한다.

근골격계 이상으로
나타나는
만성골반통증

골반통증은 여성에게 매우 흔한 질환으로, 6개월 이상 통증이 지속되는 경우를 만성골반통증이라고 한다. 심하면 일상생활을 할 수 없고 우울증이 동반되는 경우도 많지만 원인을 찾기 힘들뿐더러 대부분 치료에 잘 반응하지 않는다.

만성골반통증은 아랫배와 골반에서 시작해 심하면 가슴과 등 위쪽까지 통증이 나타난다. 날씨가 흐리거나 컨디션이 좋지 않을 때 증상이 더욱 심해지고, 섹스할 때 통증이 동반되어 성욕이 감퇴하는 일도 많다. 잠을 잘 못 이루고 운동을 하면 통증이 악화되는 일이 많고, 설사나 변비가 번갈아 나타나는 과민성대장 증상이 동반되기도 한다. 허리나 다리 안쪽의 통증은 매우 흔하게 나타나며 시간이 지나면서 전신통증으로 이어지기도 한다.

통증 뿐만 아니라 방광염에 잘 걸린다. 때문에 소변이 자주 마렵고 소변을 본 뒤에도 개운하지 않은 경우가 많다. 일부 연구에서는 불쾌한 성관계 뒤에 자주 발생한다는 보고도 있지만 현재 시점에서는 그런 문제와는 전혀 상관없는 경우가 더 많다. 이처럼 아직 정확한 원인을 알 수 없는 경우가 많다 보니 치료의 예후도 장담할 수 없다.

현재까지 골반통증의 원인 중 가장 많은 부분을 차지하는 것은 근골격계의 통증으로 알려져 있다. 이외에 비뇨기계나 정신과적인 문제, 치료 후에 발생하는 문제 등이 영향을 미칠 수 있다. 근골격계의 통증이 주원인이라면 전문가와 상의하고 이학적 검사를 받아야 한다. 만성골반통증은 치료하기 매우 어려운 병이지만 근골격계의 명확한 원인만 밝혀진다면 치료 가능성은 폭발적으로 높아질 것이다.

만성골반통증의 진단에서 골반 근육에 대한 검사는 매우 중요하다. 성기 주위에서 만져지는 뼈를 눌러 극심하게 아픈 부위가 여러 곳에서 나타난다면 골반 근육의 긴장이 동반될 가능성이 크다. 만일 이와 더불어 다리를 넓게 벌릴 때 통증이 오거나 허리를 굽히거나 펼 때, 장시간 서 있거나 앉을 때 골반 뒤쪽의 통증이 동반된다면 근골격계의 통증이 원인일 가능성이 더욱 커진다.

치료는 침습적인 치료법과 운동치료, 바이오피드백, 약물치료, 물리치료 등 각각의 원인에 따라 다양한 방법이 사용된다. 경우에 따라서는 수술이 필요할 수도 있으나 명확한 원인이 밝혀지지 않은 상태에서 일말의 기대를 갖고 하는 시험적인 수술은 통증만 악화시

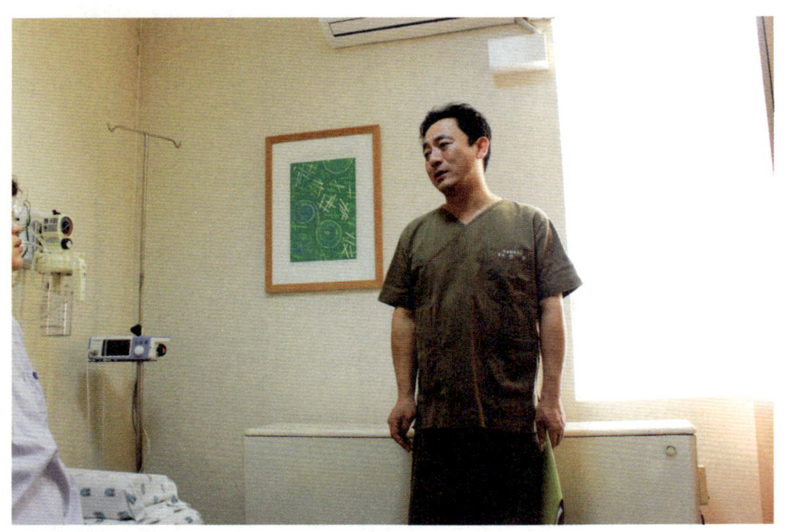

킬 수도 있으므로 주의해야 한다. 통증을 견딜 수 없어 자궁 절제술을 받는 여성도 있지만 수술 이후에도 통증이 지속되는 경우가 많아 권장할 만한 치료법은 못 된다.

아픈 무릎, 문제는 무릎 주위에 있다

무릎 앞쪽에는 슬개골이라는 뼈가 있다. 이 뼈는 무릎을 굽히거나 펼 때 위아래로 움직이면서 무릎의 움직임을 도와준다. 또한 무릎이 다치지 않도록 보호하는 작용도 한다. 슬개골과 피부 사이에는 윤활 주머니가 있는데, 이 주머니는 평소 슬개골이 피부 아래서 잘 미끄러지도록 윤활제 역할을 한다. 그런데 슬개골 주위의 근육과 근막, 힘줄 등이 긴장되어 마찰이 증가하면 이 주머니가 붓고 물이 찬다. 이 같은 증상이 나타나면 무릎을 꿇고 앉기가 힘든데, 특히 섹스를 할 때 무릎을 사용하면 극심한 통증이 나타나 섹스를 기피하는 원인으로 작용한다.

무릎 앞쪽뿐만 아니라 뒤쪽에도 힘줄 사이에 이런 주머니가 있는데, 이를 '베이커 씨 주머니'*라고 한다. 이곳 역시 마찰이 증가하

---

* 베이커 씨 주머니 : 슬와부의 안쪽 경계부에 있는 수분으로 채워진 주머니.

면 물이 차고 붓는다. 많이 부으면 무릎을 굽힐 때 심한 통증을 느끼고, 무릎관절이 부어오르는 경우도 있다. 슬개대퇴증후군이라는 무릎 통증이 있으면 무릎이 잘 다치고, 퇴행성관절염이 좀 더 빠르게 발생한다.

2006년 〈골관절염과 연골Osteoarthritis and Cartilage〉이라는 의학 저널에서는 무릎의 통증이나 불편, 슬개골 앞쪽 윤활 주머니의 부종과 베이커 씨 주머니의 부종 등이 무릎 퇴행성관절염의 원인이 될 수 있다고 지적한 바 있다. 무릎 주위에 자리하는 근육, 힘줄, 근막, 인대 등의 연부 조직이 긴장되거나 퇴화하면서 마찰이 증가하는 것을 퇴행성관절염의 주요 원인으로 간주했다.

가장 널리 알려져 있는 무릎 통증의 원인은 노화와 비만이다. 하지만 무릎에는 통증을 전달하는 수용체*가 적기 때문에 매우 심각한 관절염이 아니라면 무릎 주위 조직들의 긴장과 퇴화가 원인으로 작용할 가능성이 크다. 무릎 퇴행성관절염은 무릎 주위의 힘줄이나 인대가 들러붙는 부위에서 먼저 염증이 생기고, 뒤이어 관절을 싸고 있는 주머니와 관절에 염증을 일으키는 것이라는 연구 결과가 속속 보고되고 있다. 따라서 무릎의 퇴행성관절염을 치료하기 위해서는 무릎 주위의 변화를 먼저 치료해야 한다.

실제로 무릎 주위의 긴장이나 마찰이 줄어든다면물론 연골이나 반월판

---

* 수용체 : 세포 밖에서 발생하는 물질 또는 물리적 자극을 인식해 세포에 특정한 반응을 일으키는 구조체.

때문에 이런 변화가 올 수 있지만 무릎관절 주위의 병뿐만 아니라 퇴행성관절염도 눈에 띄게 개선될 수 있다. 특히 50세 이전이거나 남성인 경우, 계단을 오르내릴 때, 언덕길을 내려올 때, 오래 앉아 있다가 갑자기 일어설 때 통증이 있거나, 무릎 통증이 섹스를 방해할 정도라면 무릎 관절염보다는 무릎 주위의 변화를 먼저 확인하는 것이 좋다.

50세 이후의 여성도 무릎 주위의 변화는 눈여겨봐야 한다. 가장 손쉬운 진단 방법은 아프다고 생각되거나 부어오른 무릎 주위를 눌러보며 아픈 부위를 찾아내거나, 슬개골을 누르면서 위아래로 움직이면서 통증 상태를 확인하는 것이다.

나이를 먹으면 아픈 사람이 안 아픈 사람보다 더 많을 만큼 퇴행성관절염은 흔한 질병이다. 그러니 예방이 최선의 치료이다. 무릎의 문제는 정확한 진단이 필수적이며, 적절한 운동과 치료로 만성화되지 않도록 하는 것이 중요하다.

섹스를
두렵게 만드는
두통

농담처럼 들릴지 모르지만, 적어도 성인 100명 중 한 명은 섹스 중 두통을 경험한다. 오르가슴 중에 머리가 둔한 느낌이 들거나 목이 뻣뻣해지는 것은 일반적인 증상이다. 하지만 이 수준을 넘어 오르가슴 도중이나 그 직전에 극심한 두통을 느낀다면 문제가 된다. 섹스 중 두통이 심한 사람은 머리가 깨질 듯이 아프다고 호소하기도 한다.

섹스 중 두통은 여성보다 남성에게 3배나 많은 것으로 알려져 있다. 한번 나타난 통증은 개인에 따라 짧으면 몇 분, 길면 몇 시간 동안 지속된다.

일반적으로 나타나는 정상 범위의 두통은 '양성삽입두통'으로, 지속 시간이 매우 짧아 약을 먹기도 전에 이미 사라질 가능성이 크다. 이런 경우 큰 문제 없이 통증이 가라앉으며 위험한 문제를 일으킬 가능성도 거의 없다.

극히 일부에서 나타나는 악성두통은 뇌출혈에 관련된 것이 많고, 때때로 뇌종양이나 뇌경색과 관련된 것도 있으므로 전에 없던 극심한 두통이 갑자기 나타나거나 두통이 점점 심해지는 양상을 보인다면 응급 상황이 발생할 수 있으므로 주의해야 한다. 특히 당뇨나 고혈압, 동맥경화 같은 기저 질환이 있으면서 두통이 발생한다면 반드시 병원에서 원인을 밝혀야 한다.

기저 질환 없이 나타나는 양성삽입두통이 섹스를 방해할 정도라면 약물을 복용해야 한다. 이때는 의사의 처방에 따라 비스테로이드성 항염증성 진통제NSAID나 편두통 약을 섹스 한 시간 전에 복용해야 하며, 섹스를 할 때마다 번번이 두통이 나타난다면 '베타블로커beta blocker'라는 혈압 약이 도움이 된다.

평소 두통이 있는 사람이 섹스 중 두통이 나타나거나 심해진다면 긴장성 두통이거나 편두통일 가능성이 높다. 섹스 중 목 부위 근육에 과도한 긴장이 가중되면서 긴장성 두통이 나타날 수 있으며, 평소 편두통이 있다면 뇌에 많은 혈류가 필요하므로 혈관이 확장되면서 두통이 유발되기도 한다. 긴장성 두통인 경우, 뒷목의 뻣뻣함이나 어깨 혹은 등줄기, 양쪽 어깨의 날갯죽지 부위에 통증이 동반되는 경우도 흔하다.

긴장성 두통의 70퍼센트 이상은 경추목에서 발생하므로, 경추에 대한 적절한 치료로 호전되거나 완치되기도 한다. 편두통도 긴장성 두통의 양상을 같이 보이는 경우가 많은데, 이때에도 경추에 대한 이학적 검사가 정확한 진단에 도움이 된다.

한쪽 머리가 아프면 무조건 편두통이라는 생각은 잘못이다. 긴장성 두통도 한쪽 머리가 아픈 증상이 흔히 나타난다. 긴장성 두통이라면 섹스 전에 스트레칭을 하거나 목을 가볍게 움직여 준비운동을 하면 예방 효과가 있다.

부부간
불화를 일으키는
섬유성근통

만성통증 중 여성에게 흔한 것이 섬유성근통이다. 섬유성근통은 주요 근육이 긴장되고, 누르면 아프고, 우울증과 불안증을 초래하며, 소화기나 비뇨기계의 이상을 불러일으키기도 한다. 말 그대로 온몸이 아프다. 이 병은 전체 여성 중 2~4퍼센트에서 나타난다고 하지만 이와 유사한 증상을 느끼는 여성까지 포함하면 전체 여성 인구의 10퍼센트가 넘는다고 주장하는 학자도 있다. 다시 말하면 섬유성근통은 당뇨병이나 고혈압처럼 매우 중요한 병이다. 서구에서는 이미 대중적으로 알려져 있는 병인데 우리나라에서는 아직도 생소하게 받아들여지는 것이 더 문제다.

섬유성근통의 치료에는 운동이 매우 중요하다. 그런데 이 병을 앓고 있는 환자들은 통증 때문에 운동을 거의 하지 못한다. 더구나 성욕이 급속히 감퇴하기 때문에 부부 관계에 금이 가기 쉽다.

성욕이 감퇴하는 원인은 크게 세 가지다. 항우울증제나 항불안제 복용으로 인한 성욕 감퇴, 극심한 통증에 따른 섹스 거부, 통증에 동반된 우울증으로 인한 성욕 감퇴 등이다. 그렇다고 해서 섹스를 안 하면 되지 하고 말할 수 없는 것이 섹스는 단순한 즐거움을 넘어 건강 유지하는 데 매우 중요한 기능을 담당하기 때문이다.

성적 자극을 받으면 인체는 엔도르핀이라는 물질을 분비한다. 엔도르핀은 체내에서 분비되는 유익한 천연 마약으로, 통증을 줄이고 자신감을 갖게 하며 경직된 몸을 풀어주는 역할을 한다. 나아가 섹스로 인한 운동 효과는 통증 질환을 호전시키는 데 충분한 도움이 된다. 아픈 사람은 보통 섹스를 멀리하지만 사실은 섹스가 천하의 명약이 될 수도 있다.

섹스를 할 때는 최대한 몸에 무리를 주지 않는 자세에서 시작해 몸의 긴장이 풀리고 쾌감이 느껴지면 서서히 자세를 바꿔준다. 허리나 골반이 아프다면 허리 밑에 베개를 깔고 시작하다가 점점 깊어질 때 베개를 서서히 빼본다. 욕조에 따뜻한 물을 받아놓고 물속에서 섹스를 하거나 뜨거운 증기로 몸을 데우면서 하는 것도 방법이 될 수 있다.

운동도 중요하다. 섹스를 기피할 정도로 섬유성근통이 심하더라도 적어도 하루에 두 시간은 운동을 해야 한다. 통증 환자들이 운동을 하려면 말 그대로 죽을 각오를 해야 하지만, 그럼에도 운동은 반드시 필요하다. 실제로 병원에서 만나는 환자의 상당수가 이를 악물고 통증을 이겨내며 운동한다. 곁에서 지켜보는 것만으로도 눈물겹고 감동적인 장면이 수시로 벌어진다.

물론 운동 자체가 불가능한 부위에 대해서는 충분한 치료가 함께 진행되어야 한다. 이처럼 적극적인 운동과 치료를 통해 통증이 줄어들면 우울증이나 불안증도 함께 줄어든다. 이런 병들은 정신적인 문제에서 오는 것이 아니라 통증에서 시작해 불안증이나 우울증으로 이어지기 때문이다.

이때 환자들이 기댈 수 있는 것은 가족의 따뜻한 배려다. 환자가 고통을 이겨내며 자신의 병과 싸울 때 곁에서 위로하고 응원하는 것만으로도 환자들은 큰 힘을 얻는다. 가능하다면 배우자가 환자와 함께 운동하며 격려해줄 것을 권한다.

뒷목이 아픈 사람은
섹스가
불가능하다?

뒷목이 뻣뻣하고 통증이 있으면 섹스에 몰입하기가 어렵다. 게다가 목을 뒤로 젖혔을 때 극심한 통증이 발생한다면 성적 흥미가 감소되는 것은 물론, 섹스 도중 통증 악화로 섹스를 기피하게 된다. 하지만 앞에서도 얘기한 것처럼 통증 환자에게도 섹스는 필요하다. 나아가 적절한 방법으로 섹스를 함으로써 통증 치유에 도움을 받을 수도 있다. 통증에 대한 두려움에서 벗어나 즐거운 섹스를 하기 위해 다음의 몇 가지 사항을 기억하자.

목을 뒤로 젖힐 때 통증이 나타난다면 목뒤를 받쳐주는 관절의 병변을 의심해보아야 한다. 윗목상부 경추의 문제라면 뒤통수나 목뒤, 목과 어깨의 연결 부위에 통증이 나타난다. 또 목뒤와 더불어 등 위쪽이나 어깻죽지에 통증이 있다면 하부 경추경추 4-5번 사이나 5-6번 사이, 6-7번 사이, 경추 7번-흉추 1번 사이의 관절 부위에 문제가 생긴 것으로 짐작할 수 있다. 일반적으로는 경추 4-5번 사이, 경추 5-6번 사이의 문제가 가장 흔한데, 이 관절이 일을 가장 많이 하기 때문이다. 그 외 척추 협착이나 디스크 탈출이 있어도 목을 뒤로 젖히면 통증이 올 수 있다.

목 통증은 사진에 특별한 이상이 없어도 나타날 수 있으며, 사진에 현저한 이상이 있어도 증상은 전혀 없는 사람도 있다. 증상이 없거나 현저하지 않다면 특별한 치료는 필요 없다. 증상이 나빠질 것에 대비해 미리 과감한 치료를 하는 것은 옳은 방법이 아니다. 이때는 적절한 운동으로 상태를 호전시키는 것이 바람직하다.

운동 방법은 매우 천천히, 반대 방향으로 약간의 저항을 가하면서 스트레칭을 하는 것이다. 이와 더불어 부담되지 않는 정도의 근력 강화 운동을 해주면 더욱 좋다. 만일 허리가 일자이거나 굽어 있다면 평소 목을 앞으로 쭉 내민 상태가 된다. 이는 관절이나 신경에 매우 좋지 않은 자세이므로 항상 신경 써서 바른 자세를 유지하도록 한다. 이때는 목뿐만 아니라 허리 운동을 같이 해주어야 하고, 당연히 골반 근육 강화 운동도 곁들여야 한다.

목 통증 환자의 섹스를 위한 어드바이스

① 섹스는 위험한 운동이 아니다. 하지만 만일의 사태에 대비해 자신의 문제에 대해 충분히 진단받는 것이 좋다. 목을 뒤로 젖힐 때 팔이 저려오거나 잠들기 어려울 정도의 통증이 있다면 반드시 근골격계 전문가와 상의한다.

② 약 복용도 생각해볼 수 있다. 비스테로이드성 소염 진통제를

섹스 30분 전에 먹는다. 다만 일부 약물은 섹스를 방해하는 작용을 하기 때문에 반드시 의사의 신중한 처방에 따라 복용한다.

③ 파트너에게 자신의 목 문제에 대해 충분히 설명하고 이해를 구한다. 아울러서 목에 무리가 가지 않는 선에서, 성적인 욕구가 강한 시간을 선택해서 섹스를 즐긴다.

④ 섹스 이전에는 물론, 섹스 후에도 담배와 술은 금물이다. 담배는 혈류를 감소시켜 절대적인 방해가 되며 술은 약간의 긴장 완화 효과는 있으나 조금만 많이 마셔도 오히려 방해가 된다. 또한 술에 취한 상태에서 섹스를 하면 진통 효과는 있을 수 있지만 목의 문제를 악화시킬 수 있다.

⑤ 섹스를 하기 전에 따뜻한 물로 샤워하고, 뜨거운 물수건으로 통증 부위에 찜질을 한다거나 아로마오일로 마사지를 해주면 통증 완화 효과가 있다.

⑥ 특별한 기술이 없는 사람이 할 수 있는 가장 효과적인 마사지 방법은 뒤통수에서 목으로 이어지는 부위를 손가락으로 누르면서 좌우로 비벼주는 것이다. 이 부위에는 중요한 근육과 근막 등이 붙어 있어 수용체가 많이 깔려 있다. 덕분에 기계적인 자극에 잘 반응한다.

국제 외음부 질환 학회는 만성외음부통증을 '외음부에 나타나는 만성적인 통증이나 불편감으로, 불타듯이 화끈거리고 찌르듯 아프거나 매우 과민해서 사소한 자극에도 아프고 불편한 경우'라고 규정하고 있다.

주된 증상은 성행위 도중 극심한 통증을 느끼는 것인데, 외음부 주위를 손으로 눌렀을 때 심하게 아픈 부위가 있거나 질 입구가 벌겋게 달아오르거나 부어 있는 일이 많다. 팬티나 생리대의 자극마저도 매우 불편하거나 아픈 경우가 허다하고, 심지어 걷는 것만으로도 통증이 나타날 수 있다. 섹스는커녕 심하면 일상생활이 힘들고 불안증과 우울증이 동반되며 혀나 턱관절 혹은 안면의 원인 모를 통증이 동반되는 경우도 있다.

외음부통증 환자는 대개 비뇨기계 문제를 호소하는데, 소변이 자주 마렵거나 소변을 본 뒤에도 시원하지 않고, 소변을 보기 힘들어 방광염으로 오인하기도 한다.

만성외음부통증의 원인으로는 감염, 유전적인 요인, 화학물질이나 금속에 대한 알레르기, 호르몬 변화, 성적 학대, 상습적인 항생제 복용, 면역 질환 등이 지목된다. 임상에서 가장 흔하게 접하는 것은 산부인과나 비뇨기과적 문제가 원인이 되어 통증이 나타나는 경우다. 만일 산부인과나 비뇨기과적 문제가 아닌데도 외음부 통증이 나타난다면 근골격계 전문가와 상의해보는 것이 좋다. 신경이나 근육의 문제로 만성외음부통증이 나타날 때는 만성골반통이 동반되는 경우가 많다.

외음부 통증은 젊은 여성부터 노년층 여성까지, 전 연령대에 걸쳐 발생한다. 과거에는 진단이 극히 제한적이고 정신적인 문제로 여기는 경우가 많았는데, 1980년대 이후 질병의 메커니즘이 상당 부분 밝혀져 치료하기 쉬워졌다. 그러나 여전히 원인이 밝혀지지 않은 부분이 많고 치료에 대한 반응도 더딘 편이어서 고통받는 여성이 많다.

외음부 통증이 만성화되면 자신감을 잃거나 스스로를 부정하는 심리가 발생하기도 하여 매우 위험하다. 은밀한 부위라고 해서 쉬쉬할 것이 아니라 모든 질병에는 반드시 치료법이 있다는 생각으로 적극적으로 검사와 치료에 임하는 것이 좋다.

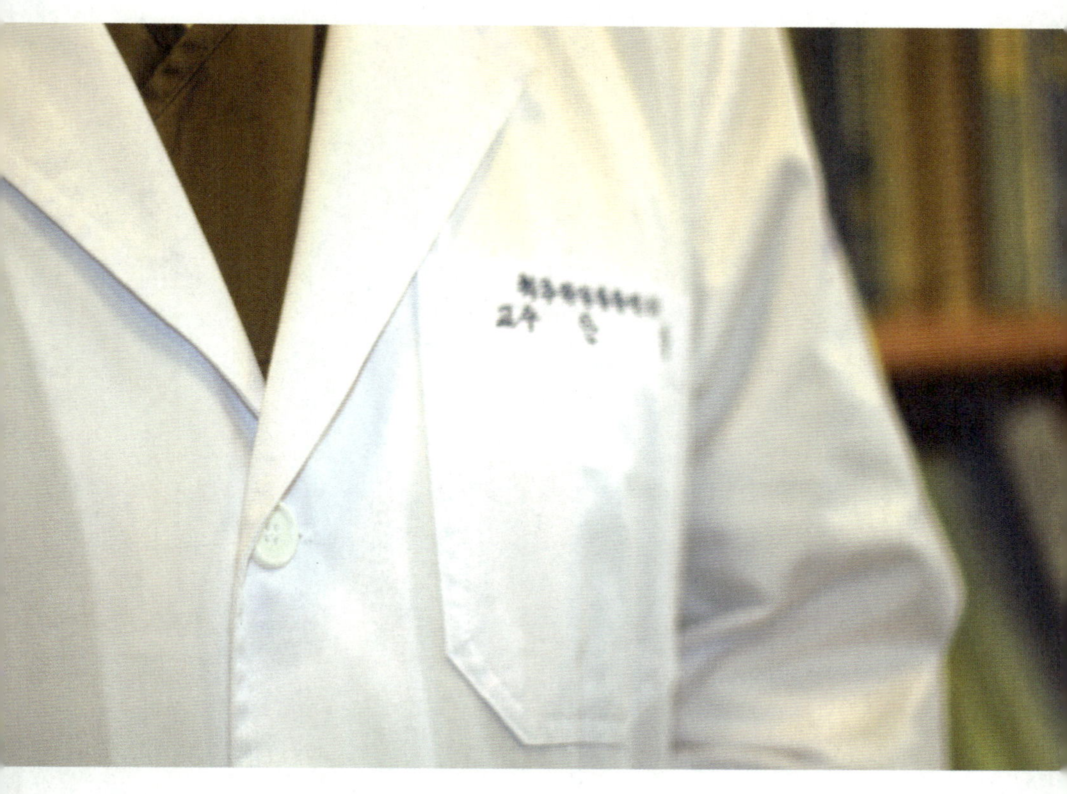

만성통증 환자일수록 섹스를 해야 한다

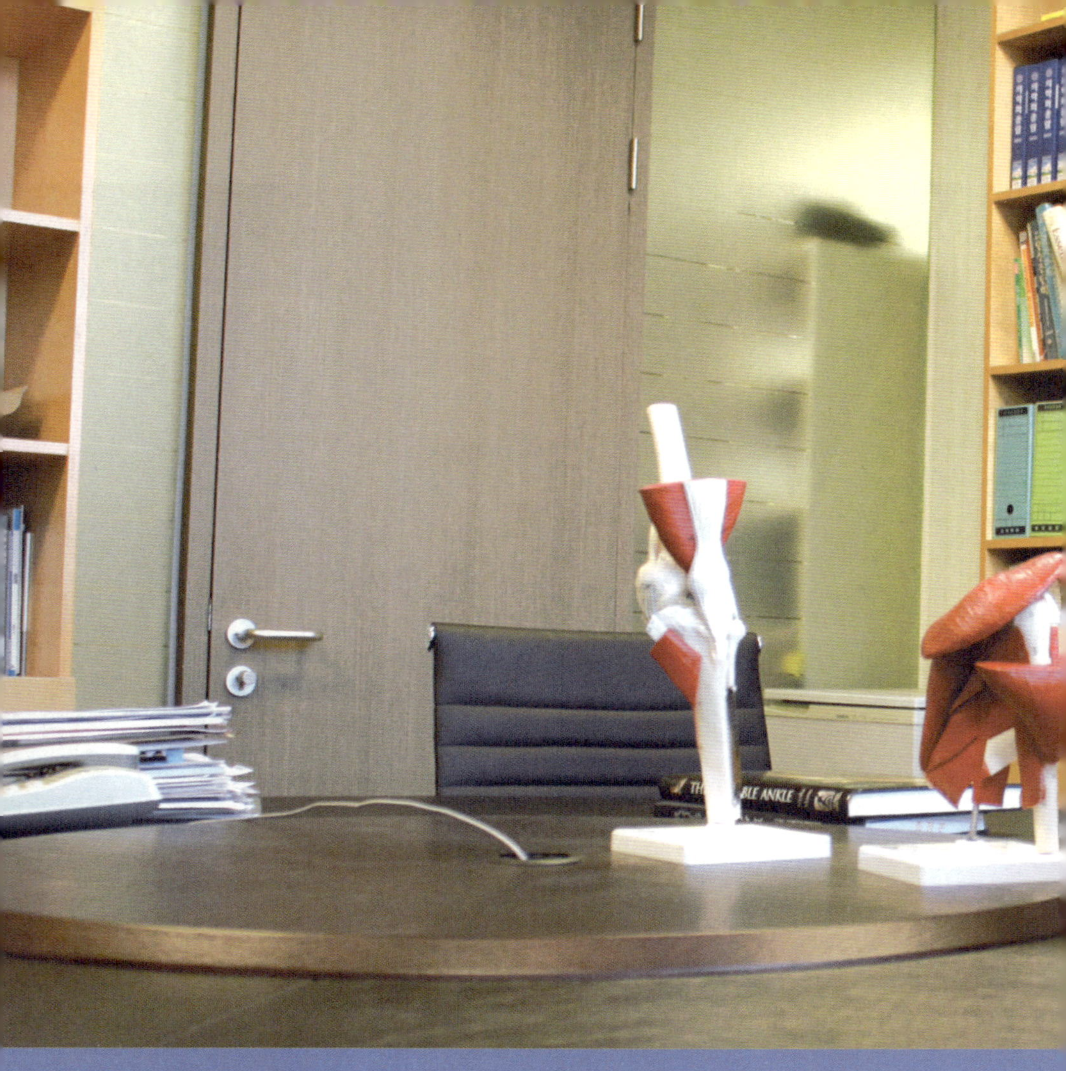

part 7

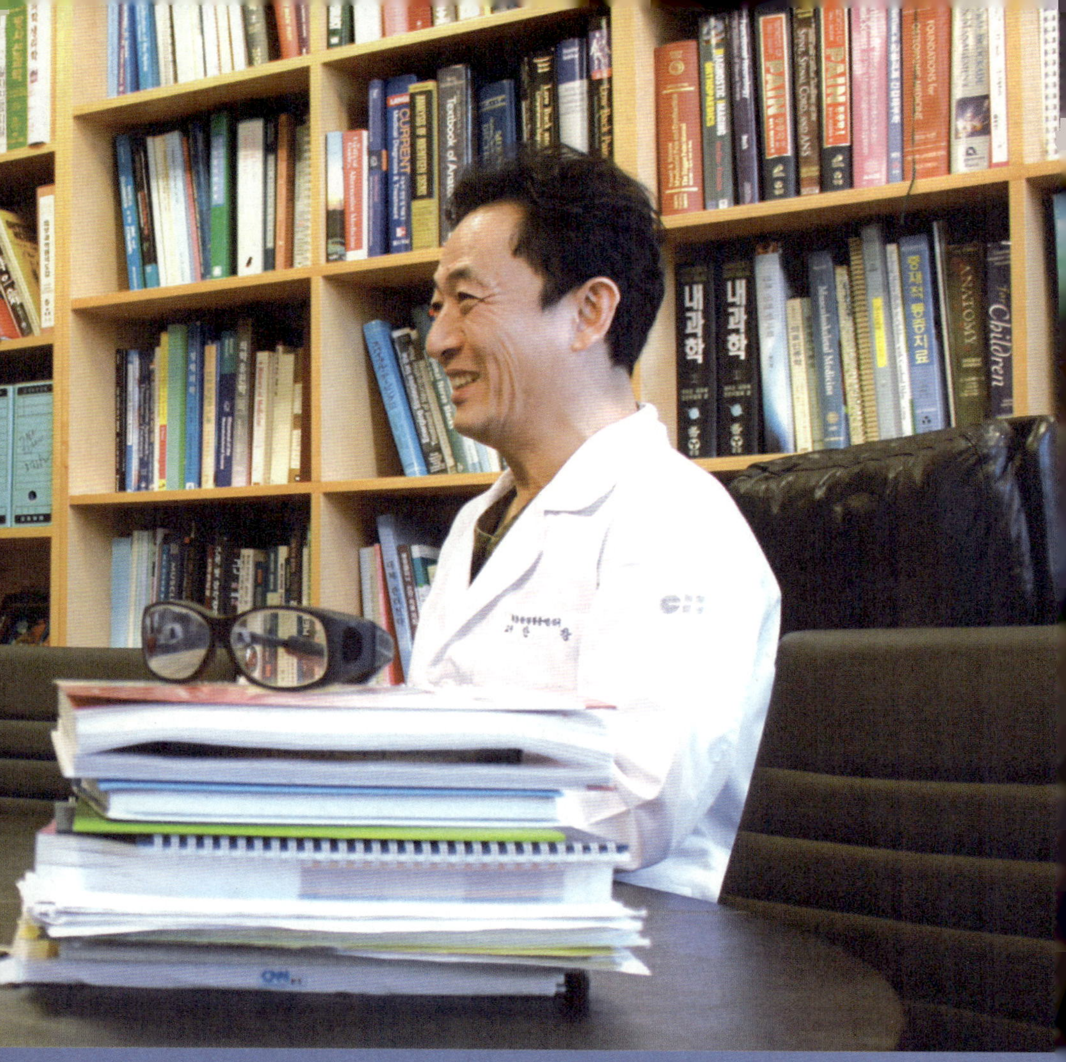
음식과 운동으로
통증을 잡는다

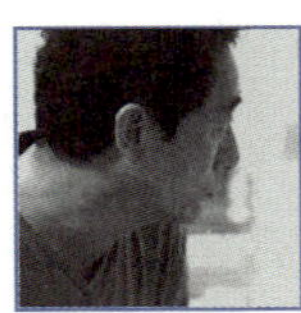

신선한 채소와 과일을 먹고 운동을 병행하는 것,

가장 평범하지만 가장 현명한 치료법이다.

어느 날 술자리에서 한 친구가 낮은 목소리로 고민을 털어놓았다.

"나는 원래 술을 마신 다음 날 아침에 성적 충동을 많이 느끼는데, 실제로는 영 마음처럼 안 된단 말이야. 내가 평소에 허리가 좀 안 좋잖냐. 그런데 섹스를 할 때면 특히 허리와 다리의 통증이 심해지는 것 같아. 그런데도 참고 계속 하다 보면 어느덧 정신이 혼미해지면서 힘이 빠져버리지."

내가 이 친구에게 내린 처방은 물을 많이 마시라는 것이었다. 그는 대체 무슨 소리냐는 듯한 표정으로 고개를 갸웃거렸지만 나는 그것이 수분이 부족해서일 수 있다는 사실을 조근조근 설명했다. 그러고는 하루에 물을 8~10컵 마시고, 이뇨 효과가 강한 술이나 커피를 마실 때는 물을 더 많이 마시라고 권했다. 또한 협심증의 위험이 있으니 주의하라는 말도 잊지 않았다.

두 달쯤 지났을 무렵, 진료실로 양주 한 병과 고급 넥타이가 배달되어 왔다. 처음 보는 이름이라 의아해하며 포장을 풀었더니 카드가 한 장 들어 있었다. 바로 그 친구의 부인이 보낸 것이었는데, 남편을 치료해준 데 대한 감사의 뜻으로 보낸다는 메모가 적혀 있었다.

다음 날 아침, 그 친구에게 전화를 걸었다. 친구는 물을 마시기 시작한 뒤로 막힌 속이 뻥 뚫린 것처럼 시원하게 섹스를 즐길 수 있었으며, 골프를 칠 때 나타나던 목과 허리의 통증도 씻은 듯이 사라지고, 은근한 걱정거리였던 고혈압도 정상을 되찾았다며 좋아했다.

"우리 마누라 말이, 덜덜거리던 티코가 신형 벤츠가 되었다더라. 하하하!"

친구는 정말로 유쾌하게 웃으며 전화를 끊었다.

우리 몸은 75퍼센트가 수분으로 이루어져 있다. 특히 뇌와 신경은 85퍼센트 이상이 수분이다. 따라서 인체를 원활하게 가동하려면 지속적으로 수분을 섭취해야 한다. 인체는 하루 종일 땀이나 소변, 호흡 등을 통해 끊임없이 수분을 배출하기 때문에 수분 보충을 게을리해서는 안 된다.

그렇다면 우리는 과연 충분한 양의 수분을 섭취하고 있을까? 한 보고에 따르면, 미국인의 75퍼센트는 평상시 수분 섭취량이 부족하다고 한다. 아마 우리도 크게 다르지 않을 것이다. 식사 전후에 마시는 약간의 물 외에는 일부러 물을 챙겨 마시지 않는다면 분명 수분 부족 상태라고 해도 틀리지 않다.

수분이 만성적으로 부족한 상태에서는 심장에서 뿜어주는 피가 부족하고, 체내에 축적된 독소와 찌꺼기들의 분비가 둔화된다. 외상이나 질병으로 손상된 부위의 재생 능력도 눈에 띄게 줄어들고, 쉽게 근육의 피로가 찾아오며, 이 때문에 통증이 유발된다. 만성적인 탈수는 성장호르몬뿐 아니라 테스토스테론의 감소를 가져오며, 히스타민이라는 염증 매개 물질의 분비를 증가시켜 염증 반응이 과다하게 발생한다.

만성적으로 피로와 불안, 근육통증을 느낀다면 수분을 충분히 공급해야 한다. 소변에서 냄새가 나거나 색깔이 진하다면 소변이 맑거나 약간 누런빛을 띨 때까지 수분을 보충해주어야 한다.

수분 섭취를 늘리기 위해서는 물을 많이 마시는 만큼 적절한 운동을 해서 섭취한 물이 몸속에서 충분히 활용될 수 있도록 한다. 일주일에 서너 번은 땀으로 온몸이 젖을 만큼 격렬한 운동을 20분 이상 실천한다.

어떤 물을 섭취해야 하는지는 너무 중요한 논란거리다. 좋은 물을 마시려는 생각에 값비싼 정수기를 들여놓지만, 과다하게 정제된 물에는 아무런 영양 성분도 포함되어 있지 않다. 물은 비타민이나 미네랄의 중요한 공급원이며, 다른 어떤 형태로 섭취하는 비타민이나 미네랄보다 물에 녹아 있는 비타민이나 미네랄이 인체에 쉽게 흡수된다. 그런 점에서 보면 미량의 미네랄까지 완전히 정수한 물보다는 차라리 수돗물이 낫다. 반드시 정수기를 써야 한다면 미네랄을 통과시키는 방식의 제품을 선택한다.

프렌치 패러독스가
만들어낸
착각

'프렌치 패러독스'라는 말이 있다. 이는 프랑스 사람들이 포화지방 산을 많이 섭취하는데도 심장병에 걸릴 확률이 미국보다 낮은 것을 가리키는 말이다. 1990년대에는 프렌치 패러독스의 원인이 프랑스 사람들이 와인을 즐겨 마시기 때문이라는 주장이 제기되었다. 와인에 함유된 '레스베라트롤resreratrol'이라는 성분이 심장병의 위험을 낮추어준다고 해서 한동안 식사에 와인을 곁들이는 것이 유행했다. 우리나라에서 와인 애호가가 급증한 것도 바로 이 무렵이다.

그러나 거듭된 연구 결과, 와인이 결정적으로 심장병의 발병률을 줄이는 것은 아니며, 약간 효과가 있지만 그것마저도 와인만의 효과가 아니라 다른 술도 적정량을 마신다면 비슷한 효과를 보인다는 사실이 드러났다. 결론적으로 프렌치 패러독스는 포도주 섭취보다는 프랑스 사람들의 전반적인 식생활이 미국인보다 나은 덕분인 것으로 밝혀졌다.

프랑스 사람들은 포화지방을 많이 섭취하지만 신선한 우유나 치즈, 요구르트처럼 질 좋은 지방을 더 많이 섭취하며 일주일에 3회 이상 생선을 먹는다. 또한 튀긴 음식을 잘 먹지 않고, 특히 소다나 설탕이 많이 들어간 음식을 좋아하지 않으며, 스낵이나 인스턴트식품을 잘 먹지 않기 때문에 심장병의 발병률이 낮다.

포도의 영양 성분이 매우 뛰어나긴 하지만 프랑스 사람들이 포도주를 많이 먹기 때문에 심장병에 걸릴 확률이 낮다는 것은 잘못된 믿음이었다. 불가리아의 요구르트, 이탈리아의 올리브 오일도 같은 경우다. 어떤 음식에 들어 있는 특정 성분이 어떤 병을 고친다는 믿음은 자칫 잘못된 결과를 불러온다.

물론 특정 상황에서는 특별한 식품이 도움이 되는 경우가 종종 있다. 예를 들어 장운동이 저하되어 변비가 자주 나타나거나 장내 독소 때문에 알레르기가 생기는 경우에는 매실 농축액이 장운동을 회복시키고 장내 대사를 원활하게 해준다. 매실 농축액은 매일 먹을 수 있기 때문에 매일 부담 없이 장 청소를 하는 효과를 볼 수 있다. 채소를 생으로 충분히 섭취하기 어렵거나, 충분한 양을 섭취하는데도 장운동이 저조하다면 매실을 다량 마른 것을 기준으로 하루 100그램 이상 섭취한다.

일반적인 암과 성인병을 예방하는 가장 좋은 방법은 채소나 과일을 하루 600그램 이상 섭취하는 것이다. 특히 짙은 녹색 채소에는 미네랄과 비타민이 다량 함유되어 있으며, 아직까지도 그 효능을 다 밝혀내지 못한 수많은 플라보노이드가 포함되어 있다.

우리가 음식을 통해 섭취하는 영양소에는 탄수화물, 단백질, 지방 등 몸에서 에너지원으로 쓰이는 것들과 이런 영양소가 잘 활용되도록 하는 비타민, 미네랄, 섬유소 등이 있다. 그중에서도 최근 많이 연구되는 분야가 플라보노이드다. 플라보노이드는 식물의 색깔을 만드는 성분으로, 식물의 대사를 조절하고 항염 작용을 하여 외부로부터 식물을 보호하는 기능을 한다. 그러나 아직 그 효과에 대해서는 이견이 많다. 과학이 비약적으로 발전했는데도 플라보노이드의 종류나 효능에 대해서는 밝혀지지 않은 것이 더 많기 때문이다.

'어떤 질병에는 무슨 영양소' 하는 식으로 단정적으로 말하는 것은 무척 조심스러운 일이다. 특정 식품이 어떤 병을 완벽하게 예방하거나 고쳐줄 것이라고 기대하면 위험하다. 올바른 식단은 조화의 아름다움을 갖고 있되, 되도록 인위적인 첨가물은 배제한 것이다. 조미료나 트랜스 지방, 방부제나 농약으로 범벅이 된 음식은 입에는 달콤하지만 시간이 지나면 몸속에 쌓여 독소가 된다.

생활 습관을 바꾸지 않으면 절대 병도 달라지지 않는다. 우리 몸은 영양소 섭취뿐만 아니라 운동과 생활 습관이 달라져야 변화를 보여준다. 어떤 식품이나 영양소에 집착할 게 아니라 신선한 채소와 과일을 충분히 먹고 되도록 가공식품을 제한하며 운동을 병행하는 것이 현명한 치료법이다.

항염증제
역할을 하는
식사 습관

만성통증은 전신 질환이다. 문제는 어떤 약도 전신통증을 동시에 다스려주지는 못한다는 것이다. 오히려 한 부분을 지나치게 강조하다 보면 다른 부분을 망가뜨리는 일이 더 많다. 그러나 음식은 다르다. 음식은 전체적인 균형을 조절하고 변화시킨다. 동서고금의 의학을 막론하고, 음식이 약보다 중요하다는 사실에는 변함이 없다.

왜 우리는 주위에 널린 중요한 것들을 알아보지 못하고 눈먼 소문을 찾아 헤매고 있을까? 적어도 건강에서만큼은 세상에 기적은 없다. 염증도 통증도 음식으로 다스릴 수만 있다면 그보다 더 좋은 치료는 없다. 항염증제 역할을 하는 식사 습관에 대해 알아보자.

조미료가 들어간 음식을 먹지 않는다

만성통증, 특히 섬유성근통에 조미료가 들어간 음식은 독이다. 여기에는 인스턴트식품, 일부 식당에서 파는 음식, 패스트푸드 등도 포함된다. 최대한 자신이 직접 만든 음식을 먹도록 한다. 또한 플라스틱 대신 유리 용기를 사용해야 하며, 비닐봉지에 음식을 오래 담아두어도 안 된다.

신선한 채소와 과일을 많이 먹는다

한 알의 비타민을 채소로 섭취하려면 적어도 300그램을 먹어야 한다. 하지만 비타민 한 알이 체내에서 얼마나 흡수되는지 그 효능은 알 수 없다. 채소만 넉넉히 먹어도 인체에 필요한 비타민 B군과 C군은 충분히 섭취할 수 있다. 특정 식품에 어떤 성분이 얼마나 들어 있는가는 중요하지 않다. 여러 가지 채소가 지닌 피토케미컬을 섭취하는 데 의의를 두고 끼니때마다 다양한 채소를 밥상에 올린다.

값비싼 영양제나 보약보다 신선한 채소나 과일이 훨씬 좋은 약이다. 채소와 과일은 색깔별, 종류별로 다양하게 섭취해야 하며, 부드럽고 맛이 좋은 채소만 많이 먹는 식의 방법은 좋지 않다. 아침, 점심은 가급적 채소, 특히 엽채류를 많이 섭취해 다음 날 아침, 몸속에 남아 있는 찌꺼기를 함께 배출할 수 있게 해주면 좋다. 반드시 친환경 식품을 선택한다.

염증 유발 식품을 피한다

대표적인 염증 유발 식품으로는 버터, 옥수수기름, 우유, 아이스크림, 마가린, 쇼트닝 등이 있다. 완전히 피할 수 없다면 최대한 자

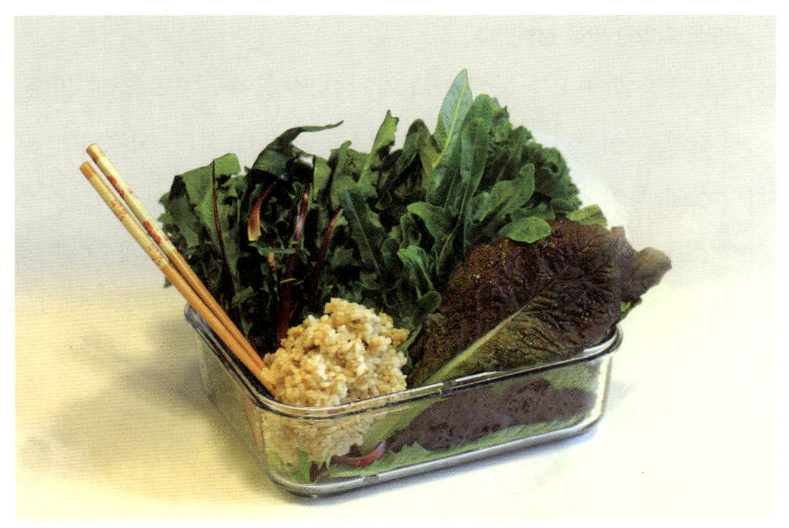

제하고, 대신 영양 섭취를 위해 오메가 3가 많은 올리브 오일이나 연어, 고등어 등을 많이 섭취한다. 심각한 통증 환자가 아니라면 아침, 점심에 엽채류를 충분히 섭취하고 저녁에는 좀 더 융통성 있게 식단을 구성하는 것도 괜찮다.

매끼마다 일정량의 채소를 섭취한다

전신적인 통증 환자라면 아무리 치료가 잘되었더라도 소화 장애가 심해지면 다시 증상이 나타난다. 그러므로 일정량의 채소를 끼니때마다 섭취해야 한다. 처음부터 많은 양을 섭취하기 어려우면 2~3일 간격으로 10~20퍼센트씩 양을 늘려나간다.

되도록 다양한 맛을 경험한다

채소는 색깔이나 맛 등에 따라 각기 다른 영양 성분을 갖고 있다. 우리 몸에는 시거나 쓴맛이 나는 채소도 꼭 필요하다. 고수나 당귀처럼 쓰고 향이 강한 채소가 건강에는 오히려 큰 도움이 된다. 갖가지 채소를 색깔별, 종류별로 섭취하고 밥이나 밀가루 같은 탄수화물의 섭취는 되도록 줄인다.

하루 세끼 규칙적으로 식사한다

비타민 같은 조효소, 무기질, 섬유질 그리고 아직도 알지 못하는 수만 가지의 플라보노이드 등은 하루 세 번 이상 공급되어야 한다. 아침, 점심은 생채소 위주의 식단을 구성하고 저녁에는 탄수화물, 단백질 등의 영양소를 섭취하는 것이 좋다. 채소는 소화되면서 위장관에 적절한 운동을 일으키고, 소화 흡수된 뒤에는 항산화 효과를 내며 염증 치유에 도움을 준다.

레지던트 기간 동안 각별하게 지낸 친구가 있었다. 이 친구는 매우 성실하고 인품 또한 신뢰할 만해서 같이 지내는 동안 많은 사람들의 사랑을 받았다. 그는 미국에 파견 나갈 때도 나와 같이 갔는데, 어리바리한 나를 잘 이끌어주었고, 나는 항상 그에게 감사하는 마음을 갖고 있었다.

한동안 그를 만나지 못하다가 작년에 일부러 시간을 내어 회포를 풀기로 했다. 그런데 오랜만에 만난 친구는 너무 지치고 힘든 얼굴이었다. 평소 씩씩한 모습만 봐왔던 나는 깜짝 놀랐다. 사연을 들어보니 친구의 딸이 그동안 많이 아팠다고 했다. 어릴 때부터 남달리 뛰어난 아이였고, 아빠의 뒤를 이어 의사가 되겠다던 꿈 많은 아이였다. 그런데 아이가 고등학교 2학년에 올라가면서 림프암을 앓은 것이다. 그렇게 생사를 다투며 3~4년을 지냈고, 다행히 지금은 많이 좋아졌다고 한다.

이 친구는 자식 사랑이 남달랐다. 어느 아버지가 안 그럴까만, 그는 아이들을 위해 좋아하던 술도 끊고, 옆에서 공부를 돕고 함께 운동하며 인생의 모든 낙을 아이들에게 걸었다. 그런데 갑자기 닥친 딸의 병 때문에 온 가족이 힘든 시간을 보내온 것이다.

나는 아찔했다. 그런 일이 나에게 닥치지 말란 법이 어디 있겠는가? 어떻게 해야 하나 고민하던 내가 다다른 결론은 채소였다. 우선 식구들에게 어떻게든 생채소와 과일을 많이 먹이기로 결심했다. 아이들은 하루 200그램, 어른들은 300그램으로 목표를 정했다.

일반적으로 채소 300그램은 100칼로리 이하로 열량이 낮으니 다이어트에도 좋다. 그리고 우리가 알고 있는 비타민과 미네랄뿐 아니라 수천 가지의 피톤치드와 플라보노이드를 함유하고 있다.

물론 채소만 먹어서는 안 된다. 견과류도 날마다 100그램 이상 꾸준히 먹어야 한다. 나머지는 곡류로 채우고, 반찬은 생선이고, 저녁 한 끼쯤은 육류를 먹기도 한다. 꼭 먹어야 하는 식품의 순서를 정하자면 채소 〉 견과류 〉 생선 〉 곡물 〉 육류 순이다. 뭘 먹어도 하루에 채소 300그램, 견과류 한 주먹 이상, 생선은 고등어 기준 반 마리에서 한 마리 그리고 현미 한 주먹, 고기는 2~3일에 한 번씩 저녁에 먹는다.

하루 600그램의 채소나 과일 그리고 25그램 이상의 씨앗류견과류나 참깨, 들깨 등가 세계암연구기금과 미국국립암연구소에서 일반적인 암의 예방을 위해 권유하는 양이다. 생채소를 싫어하고 싸고 풍부한 과일이 많은 서양에서의 기준이니 우리나라에서는 과일은 가능

하면 충분히 먹되 신선한 채소 300그램과 견과류 한 주먹은 필수적
으로 먹어야 한다는 것이 내가 정한 원칙이다.

과일은 껍질째 먹어야 충분한 항염 작용을 할 수 있는데, 농약에
노출되지 않은 과일은 가격이 너무 높으니 과일을 필수로 하지 않고
옵션으로 정한 것이다. 또한 채소는 같은 양의 과일에 비해 플라보
노이드가 더 많이 함유되어 있고, 당분 함량도 낮기 때문에 많이 먹
을수록 좋다. 물론 반드시 색깔별, 종류별로 다양하게 먹어야 한다.

나는 환자들을 치료하는 과정에서 방사선에 많이 노출된다. 머리
가 빠지고 검게 변하는 손톱을 보면 두렵기도 하다. 일곱 살짜리 막
내아들이 장성하는 것을 지켜보려면 식구들은 물론, 나 역시 건강
해야 한다고 생각하고 식사 원칙을 지키고 있다. 하지만 끼니때마
다 채소를 먹기란 쉬운 일이 아니다. 어른들이야 어떻게 참고 먹는
다 해도 아이들은 참 힘들어한다. 그래서 강제로라도 먹여야 한다
는 의지가 강한 내가 아침마다 직접 채소를 준비한다. 내가 이용하
는 방법은 채소를 크게 한 줌 쥐어 김밥처럼 싸는 것이다. 김 2장을
밥알로 이어 붙여 펼쳐놓고 그 위에 채소를 올린 뒤 둥글게 만다.
이렇게 해서 아침에 채소 200그램 정도를 먹게 하고, 나머지는 점
심과 저녁에 보충하거나 과일로 채운다. 견과류는 저녁에 야식으로
먹게 한다.

처음에는 아이들이 눈물을 흘리며 거부하고 심지어 토하기도 했
다. 하지만 설득하고 다시 먹이기를 반복했더니 이제는 온 가족이

아침마다 채소를 먹는 것이 습관이 되었다. 이렇게 한 지 벌써 2년이 다 되어간다. 되는 대로 먹다 보면 아무리 노력한다 해도 절대 필요량을 채울 수 없다. 채소는 반드시 일정량을 먹어야 하기에 규칙처럼 먹어야 한다. 나도 하루 일과 중 가장 중요한 숙제라 생각하고 아침마다 채소를 씻어놓고 식구들을 깨운다.

채소김쌈

① 현미밥 두 숟가락을 김의 끝 부분에 발라 김을 2장 이어 붙여서 길게 만든다.

② 종류별, 색깔별로 섞은 채소 300그램을 김 위에 올린다. 이때 채소가 조금이라도 덜 손상되도록 세로로 길게 놓는다.

③ 그 위에 아몬드를 섞은 멸치 한 줌, 김치 약간을 얹는다.

④ 치즈 한 장을 쪼개 김 끝 부분에 붙이고 둘둘 말아 김쌈을 완성한다 치즈는 권장 식품은 아니지만 김쌈을 단단하게 말기 위해 사용한다.

⑤ 김밥을 썰듯 열 조각으로 썰어 아침에 다섯 조각, 점심과 저녁 사이의 간식으로 다섯 조각을 먹는다.

- 어린이용 채소김쌈은 채소를 70~100그램으로 조절한다.
- 고혈압이나 당뇨가 있는 사람, 흡연가, 음주가 잦은 사람, 전신통증 등 건강에 문제가 있는 사람은 하루 450그램 정도의 채소를 섭취한다.

장수 유전자를 활성화한
아내의 비밀은
소식

아내는 거의 식사를 하지 않는다. 아침은 차 안에서 내가 만든 도시락을 먹는데 멸치 30그램, 치즈 20그램, 김 한 장, 채소 150그램 정도가 전부다. 점심도 거의 똑같다. 그나마 다 먹지도 않는다. 물론 나와 아이들도 똑같이 먹는다. 하지만 우리는 탄수화물을 보충하기 위해 밥 50그램을 추가한다. 때로는 닭 가슴살을 넣을 때도 있다. 그래 봤자 채소 15칼로리, 단백질 120칼로리, 치즈 약 70칼로리 등 모두 합해도 275칼로리밖에 안 된다.

　살찌는 것을 두려워하는 아내는 저녁은 더 적게 먹는다. 과일은 두세 조각 먹어도 밥은 거의 먹지 않는다. 간식으로 먹는 아몬드를 합해도 하루에 먹는 음식의 열량이 총 600~800칼로리에 불과하다. 일반적인 여성이 하루에 2,000칼로리 이상 섭취하는 것에 비하면 턱없이 적은 열량이다. 그런데도 아내는 감기 한 번 걸리지 않고 나이에 비해 10년은 젊어 보인다. 마흔여덟 나이에 아이를 넷이나 낳았지만 지금도 일곱 살짜리 막내를 데리고 유치원에 가면 다른 엄마들과 별 차이가 없어 보인다.

아내와 나는 아침 다섯 시에 일어난다. 아내가 화장하고 아이들 등교 준비를 시키는 동안 나는 채소김쌈을 만든다. 아내는 채소김쌈으로 도시락을 싸는데, 내 도시락에는 채소김쌈 300그램과 된장, 고등어, 현미 50~100그램을 담아준다.

도시락 준비가 끝나면 아내는 일곱 시 전에 집을 나서 아이들을 등교시키고 나를 출근시켜준다. 오전 중에는 사회 복지사로서 자원봉사를 하고 오후에는 헬스클럽에서 한 시간 정도 운동한다. 그러고 나면 아이들을 데려올 시간이다. 아내는 아이들을 학교에서 데려와 학원에 데려다주고, 학원 수업이 끝나면 다시 데려오고, 주변의 잡다한 일을 처리한다. 그러면 어느덧 저녁이 되어 가족을 위해 식사 준비를 하고 식후에는 설거지를 하고, 세탁물을 정리하고, 어떤 날은 자다가 일어나서 일을 하기도 한다.

아내는 이렇게 일일이 열거하기도 힘들 만큼 매일매일 바쁘게 살아간다. 그렇게 적게 먹고 하루 종일 이 많은 일을 처리하다니 놀라울 따름이다. 그러면서도 젊음을 유지하고 또래 친구들보다 건강하다.

아내는 적게 먹으면 젊어지는 유전자를 잘 활용하는 듯싶다. SIR2, SIR4 등의 소위 '장수 유전자'는 소식을 할 때 활성화된다. 실험을 통해 개나 돼지, 쥐에게 주는 먹이를 30~40퍼센트 정도 줄이면 좀 더 오래 살 뿐만 아니라 사는 동안 질병에 잘 걸리지 않는다는 사실이 알려져 있다. 소식이라는 환경에 적응하는 동안 장수 유전자가 활성화되는 것이다. 아내의 몸도 이미 소식에 잘 적응하도록 훈련되어 있다고 볼 수 있다.

하지만 단지 적게 먹는 것만으로는 부족하다. 아내는 다양한 생채소와 아몬드를 통해 조효소와 무기질, 섬유질, 플라보노이드 등을 적절히 섭취하고 있다. 항염 작용과 항산화 작용을 하는 채소를 많이 먹고, 위장관이 약해서 매실 농축액을 매일 한 숟가락씩 먹는다.

바쁜 일과에도 피로한 기색이 없고 건강을 유지하는 것으로 보아 아내의 다이어트는 성공적인 것 같다. 하지만 모두가 이런 식으로 적게 먹고 살 수는 없다. 나는 하루 한 끼 정도는 먹는 즐거움을 누려야 한다고 생각한다. 그래서 저녁 한 끼만큼은 먹고 싶은 대로 먹는다. 그래서 고기도 먹고 술도 마신다.

내가 하루 종일 고단한 병원 일과 방사선 노출과 음주에도 건강을 유지하며 정력적으로 일할 수 있는 것은 모두 아침 점심으로 먹는 채소김쌈 덕분이다.

무엇을 먹느냐보다
어떻게 먹느냐가
중요하다

채소를 먹기 싫어하는 아이들에게 대안으로 제시할 수 있는 것이 새싹이다. 새싹은 다른 채소에 비해 맛이 부드럽고 쓴맛이 없어 아이들도 쉽게 먹을 수 있다. 또한 단백질과 비타민, 미네랄 등 영양소 함량이 높다. 그리고 일반적인 새싹 한 컵의 열량이 7칼로리로, 칼로리가 매우 낮기 때문에 아이들 영양식뿐만 아니라 다이어트 식품으로도 좋다.

특히 브루셀* 새싹은 많은 학자들이 연구 대상으로 삼을 만큼 관심의 대상이 되고 있다. 그중 한 연구 결과에서는 브루셀 새싹을 하루 한 컵 이상 먹으면 DNA의 손상을 눈에 띄게 예방할 수 있다고 보고했다.

그런데 새싹에는 몇 가지 문제점이 있어서 아이들에게 먹일 때는

* 브루셀 스프라우트brussels Sprouts : 아주 작은 양배추.

주의해야 한다. 첫 번째로 새싹에 렌틸*처럼 소화가 되지 않는 성분이 많아 소화 장애를 일으킬 수 있다. 그래서 주식보다는 보조식으로 사용하는 것이 좋다. 두 번째는 감염 문제다. 새싹은 수분이 많고 조직이 연약하며 양분이 많아 세균이 증식하기 쉬운 조건을 두루 갖추고 있다. 특히 대장균이나 살모넬라의 감염은 매우 흔하다. 따라서 가능하다면 집에서 직접 길러 싱싱하게 먹는 것이 가장 좋고, 되도록 유통 단계를 거치지 않고 생산자에게서 직접 배송받는 것이 좋다.

나도 아이들에게 하루 50그램 정도의 새싹을 먹이는데, 그보다 2배 이상 짙은 녹색 야채를 먹인다.

녹색 채소도 되도록 신선한 것을 먹어야 한다. 채소는 싱싱해 보일지라도 밭에서 채취한 지 하루가 지나면 비타민이나 플라보노이드 등이 10~15퍼센트 정도 소실된다. 즉 채소의 가장 중요한 효능인 항염 효과나 항산화가 사라지는 것이다. 녹색 채소가 좋다고 한꺼번에 많이 사다가 냉장고에 넣어두고 일주일 이상 지나면 채소를 먹는 본래 의도를 살릴 수 없다.

또한 같은 채소라도 생으로 먹는 것과 익혀서 먹는 것은 전혀 다른 음식을 먹는 것과 같다. 채소를 익히면 영양의 구성비뿐만 아니라 소화나 대사 과정도 크게 달라지기 때문이다. 브로콜리를 예로 들면, 밭에서 채취한 지 48시간이 안 된 브로콜리를 날것으로 먹으

* 렌틸 : 렌즈콩이라고도 하며 단백질 함량이 매우 높다.

면 비타민과 같은 조효소는 물론, 채소의 색깔을 내는 피토케미컬을 충분히 섭취할 수 있다. 또한 상부 위장관_{위, 십이지장, 소장}에서 소화, 흡수되어 영양소가 쉽게 간으로 전달되며, 간에 부담을 주지 않으면서 흡수된다. 반면에 익혀 먹으면 귀중한 영양소가 주로 소장 하부와 대장으로 내려가 박테리아에 의해 분해된다. 이렇게 소화가 덜 된 채소가 대장으로 내려가 대장 운동을 활성화하면 대장암 발생을 낮추는 효과가 있다. 하지만 영양소 흡수라는 측면에서 보면 손실이 너무 크다. 이처럼 같은 채소라도 어떻게 먹느냐에 따라 전혀 다른 음식이 된다. 다만 생채소와 익힌 채소는 각각의 장점을 갖고 있기에 아침 점심은 생채소로, 저녁은 익힌 채소로 골고루 먹는 것이 좋다.

한 가지 더 기억해야 할 것은 전자레인지 사용이다. 전자레인지는 음식을 데우거나 해동할 때, 소량을 단시간에 조리할 때 유용하다. 그런데 전자레인지에서 2분 동안 조리하면 찜통에서 7분 동안 조리한 만큼의 영양소가 파괴된다. 오죽하면 '전자레인지는 음식을 화나게 한다'는 말까지 있겠는가. 채소에 열을 가해 조리할 때는 되도록 볶거나 튀기는 등 기름이 필요한 조리법은 자제하고, 수분을 이용해 짧게 쪄서 먹는 것이 가장 좋다.

항산화와
항염 작용을 하는
보약 두 가지

우리 어머니의 약장에는 너무 오래돼서 버려야 하는 영양제가 많았다. 여동생이 외국에 다녀오면서 하나씩 사 오고, 친구가 사 오고, 또 어머니 당신이 사기도 하고, 때에 따라서는 여러 종류의 진액 봉지가 나뒹굴기도 했다.

영양제 복용을 나무랄 수는 없지만 무엇 때문에 복용하는지 명확한 목적이 없다면 문제다. 특히 진액은 어떤 성분이 들어 있는지도 정확히 모르는 것이 태반이다. 자신에게 어떤 영양소가 필요한지도 모른 채 무조건 몸에 좋으려니 하고 먹는 것은 득보다 실이 많다.

하지만 아무리 그러지 마시라고 해도 어머니는 그런 것을 먹어야만 힘이 난다고 굳게 믿고 계셨다. 우리 어머니뿐만 아니라 몸이 아픈 사람들은 대부분 비방을 가진 약을 기대한다. 하지만 몸에 전혀 해가 없으면서 비방을 가진 약을 찾기란 정말 어려운 일이다.

나이 든 사람들에게 가장 큰 문제는 만성염증이다. 암이나 심혈관 질환, 간 질환, 신장 질환, 비뇨기과 질환 등 대부분의 성인병은 염증을 조절하는 능력이 떨어지면서 발생하기 때문에 염증 조절이 병을 치료하는 가장 중요한 열쇠가 된다. 염증 조절의 핵심은 건강한 신경이다. 따라서 신경이 퇴화되지 않도록 좋은 자세를 만들고 꾸준히 운동하는 것이 가장 좋은 보약이다.

두 번째 보약은 항염과 항산화 작용을 하는 식품을 섭취하는 것이다. 주위에서 쉽게 구할 수 있는 항산화와 항염 작용을 하는 보약에는 어떤 것들이 있을까? 채소, 과일, 등 푸른 생선, 견과류, 도정하지 않은 곡류, 해조류, 가금류, 비육되지 않은 쇠고기 등이다. 이 중 채소류가 가장 좋은데 그중에서도 잎을 먹는 엽채류가 가장 좋다. 치커리, 케일콜라드, 당귀, 청경채, 다채비타민, 로메인 상추, 적근대, 생채, 참나물, 곱슬겨자잎, 비트, 왕고들빼기, 모싯대, 민들레 등이 대표적인데, 특히 진녹색 엽채류가 항산화와 항염 작용을 하는 영양소를 가지고 있다.

하지만 이들 채소를 한꺼번에 많이 사다 냉장고에 넣어두고 먹는 것은 잘못이다. 채소가 진한 녹색을 잃어간다는 것은 그 속에 함유된 비타민이나 플라보노이드 등의 미세 영양소가 소멸된다는 의미이다. 예를 들어 채소를 갈아 녹즙을 만들 경우, 8분이 지나면 영양소는 80퍼센트 이상 사라지고, 냉장고에 넣어둔 것도 8일이 지나면 80퍼센트의 영양소가 소실된다. 하물며 값이 싸다고 시든 채소를 사 오면 겨우 섬유소나 먹겠다는 것이나 다름없다.

진한 엽채류의 장점

① 100그램당 불과 20칼로리 내외로 열량이 매우 낮다. 현대인의
가장 큰 문제가 과다한 열량 섭취인 점을 감안한다면 이보다
더 좋은 다이어트 식품은 없다. 게다가 포만감이 뛰어나고 배
변을 좋게 해준다.

② 다른 식품에 비해 값은 싸지만 몸에 꼭 필요한 미세 영양소의
함량이 높다. 비타민이나 미네랄은 물론, 아직 기능이 다 밝혀
지지 않은 신비한 성분인 카로티노이드, 플라보노이드류 등을
다량 함유하고 있다. 따라서 항산화와 항염 효과는 가장 신뢰
할 만하다.

③ 엽채류는 대부분 간에 무리를 주지 않고 대장 운동을 활성화
시켜주므로 매일 섭취하면 대장에 대한 해독 작용과 더불어
간 기능 향상에 큰 도움이 된다.

만성통증에
도움이 되는
성분과 식품

만성통증이 있을 때 흔히 선택하는 약물이 항염증제다. 그러나 이들은 만만치 않은 부작용을 가지고 있다. 대표적인 것이 스테로이드제인데, 이 약은 너무 강력하게 염증을 막아버려 우리 몸에 필수적인 재생 능력까지 약화시킨다. 그 결과 위벽이 헐고 관절이 쉽게 손상되며 근육도 푸석푸석하게 변한다. 몸이 붓고 고혈압과 당뇨가 생기는 등 부작용은 상상을 초월한다.

그럼에도 어쩔 수 없이 스테로이드제를 써야 하는 경우가 있는데, 통증 조절에는 이만큼 효과를 발휘하는 성분이 없기 때문이다. 스테로이드 성분은 약초에도 상당량 존재하며, 최근에는 농약이나 화학비료, 보존제 등을 과다하게 사용한 농수산물에서도 기준치 이상 검출된다.

스테로이드가 아니라도 모든 항염증제는 장기적으로 인체에 해롭다. 가장 안전하다고 알려진 타이레놀마저도 최근 심각한 부작용 때문에 논란이 되고 있다. 그렇다고 해서 모든 약물을 무조건 피하는 것만이 능사는 아니다. 소신 있는 의사의 처방에 따라 적당히 조절하면서 사용한다면 큰 문제는 되지 않는다. 문제는 장기 복용인데, 장기간 항염증제를 사용해야 한다면 음식으로 대체해 식이요법에 만전을 기하는 편이 현명하다.

항염 작용을 하는 성분과 식품

베타크립토산틴beta-cryptoxanthin 오렌지, 살구, 파파야, 복숭아, 자두, 호박 등에 많이 함유되어 있다. 특히 오렌지는 관절염에 효과가 있다는 연구 결과가 있다.

레스베라트롤resveratrol 아스피린과 같은 효과가 있다. 아스피린은 위 점막을 파괴하는 부작용이 있는 반면 레스베라트롤은 부작용이 없다. 레스베라트롤이 많이 함유된 식품으로는 포도, 블루베리, 땅콩, 머루 등이 있다. 하루 반 송이 이상 포도를 껍질째 씹어 먹으면 효과적이다.

플라보노이드flavonoid 과일이나 채소 껍질에 들어 있는 성분으로, 외부의 손상이나 감염에서 식물을 보호하는 기능을 한다. 포도, 녹차, 양파 등에 많이 들어 있다.

마늘 가장 중요한 항염 식품이다. 마늘 특유의 냄새를 내는 알리신이라는 물질이 항염 작용과 항산화 작용을 하는 것으로 알려져 있다.

토마토 토마토에는 중요한 성분이 많지만 그중에서 항염 작용과 항산화 작용이 탁월한 라이코펜이라는 성분이 주목받고 있다. 살짝 익혀서 먹으면 흡수율을 높일 수 있다.

항산화 작용을 하는 성분과 식품

산화가 된다는 것은 파괴를 의미한다. 우리 몸은 스트레스를 이겨내지 못하면 극심한 산화가 일어나며, 이는 노화와 질병을 일으키는 주요 원인이다. 대부분의 과일과 채소가 항산화 식품에 해당되는데, 과일 껍질이나 채소의 푸른 잎을 함께 먹는 것이 중요하다. 예를 들어 무는 잎, 껍질, 속살 순으로 비타민 함량이 높다.

토마토, 아스파라거스, 브로콜리, 양배추, 컬리플라워, 아보카도, 포도, 오렌지 등이 대표적인 항산화 식품이다.

오메가 3 피츠버그대학교의 연구 팀에 따르면 목과 허리에 통증이 있는 사람들에게 오메가 3를 복용하게 하자 65퍼센트에서 호전이 있었다고 한다. 오메가 3는 연어나 고등어 같은 등 푸른 생선, 멸치, 명태 등에 다량 함유되어 있으며 호두나 땅콩 등의 견과류에도 풍부하다.

통증에
도움이 되는
운동

수술을 제외하고 통증에 대한 물리적 치료법은 대부분 자극요법에서 출발한다. 뜨거운 수건은 온도 수용체를 자극해서 반사를 일으키고, 안마를 하면 압각 수용체가 자극을 받는다. 운동이나 척추 교정 등은 위치 수용체를 자극하는 것이고, 침술은 손상에 의한 통증 수용체를 자극하는 효과가 있다. 신경의 기능이 떨어진다는 의미는 적절한 반사가 이루어지지 않는다는 것과 연결되어 있으므로 적절히 물리적 자극이 주어지면 치료에 도움이 된다.

　내가 통증 환자에게 권하는 운동은 요가, 필라테스, 태극권 등 세 가지다. 이 운동들은 만성질환을 예방하고 통증을 완화하는 효과가 있다. 특히 요가는 평소 잘 쓰지 않는 근육을 좀 더 적극적으로 활용함으로써 근육과 관절을 통한 적절한 자극을 유발한다. 이는 신경 기능이 떨어진 초기 상태에서는 매우 큰 도움이 된다.

　세 가지 운동의 장점은 몸과 마음의 평화와 안정을 단련하는 데 있다. 몸과 마음을 느슨하게 할 수 있다면 스트레스를 좀 더 부드럽게 받아들일 수 있고, 이는 건강한 몸과 마음을 되찾는 데 필수 불가결한 것이다. 나아가 이 운동들은 명상을 수반하기에 적절히 훈련받으면 자율신경계까지 조절할 수 있다. 명상은 평소 사용하지 않는 뇌의 특별한 영역을 자극하고 인간이 갖고 있는 자연 본래의 힘을 일깨워준다.

전라남도 홍도 해상에서 유람선을 타고 가다가 극심한 파도와 바람을 견디며 살아가는 소나무 군락을 본 적이 있다. 위태로운 벼랑 끝에 뿌리를 내리고 바위와 몸을 맞대고 살아가는 소나무들은 보는 것만으로도 큰 감동을 자아냈다. 자연의 힘이 얼마나 위대한지 느끼는 순간이었다. 인간도 위대한 자연의 힘을 갖고 있다. 한 줌 흙도 찾아보기 힘든 바위틈에서 자연에 순응하며 살아가는 소나무처럼 강인한 생명력이 우리의 몸과 마음에 깃들어 있다. 다만 그 같은 자연의 힘을 받아들이고, 동화되고, 이용하는 법을 몰라서 스트레스에 사로잡히고 병에 걸리는 것이다.

허리나 목의 통증을 호소할 때 전문가, 비전문가 할 것 없이 가장 쉽게 하는 충고가 충분한 휴식을 취하라는 것이다. 이는 통증을 침상에 누워 안정을 취하면 신경에 가해지는 디스크의 압력이 줄어들 것이라는 물리적 상식에 대입한 처방이다. 그런데 많은 연구가 오히려 그 반대 결과를 보고하고 있다. 허리나 목에 통증이 있을 때는 충분한 침상 안정보다는 일시적인 침상 안정 이후 바로 적절한 신체 운동에 돌입하는 것이 효과적이다.

또 허리가 아프다고 하루 종일 허리 보호대를 하고 있는 분들이 있는데, 허리에 두르는 강력한 보호대는 허리 근육을 약화시켜 장기적이고 회복하기 어려운 요통을 만들 수 있다. 특별한 경우를 제외하고는 거의 득이 없으므로 신중히 사용해야 한다.

근육이나 관절 등 신경의 지배를 받는 조직은 움직이지 않고 쉬면 오히려 기능이 떨어진다. 또한 더욱 과민화되어 통증이 심해지고 근육의 기능도 약화된다. 골절로 다리나 손목을 깁스 등으로 장기간 고정하면, 근육은 더 마르며 통증은 더 심해지는 것도 같은 이치다.

아프면 쉬는 게 아니라 적절한 운동으로 몸의 제 기능을 되찾아주어야 한다. 물론 의사가 환자에게 적절한 운동을 처방해주는 것이 선행되어야겠지만, 모든 의사가 운동에 대해 충분한 지식을 갖고 있지 않기 때문에 환자 스스로도 자신에게 맞는 운동을 찾아가며 꾸준히 실천하는 것이 중요하다.

통증은 줄이고
성기능은 높이는
골반 운동

허리와 골반에서 통증과 관련된 중요한 근육은 골반바닥근육, 중심 근육, 고관절근육 등이다.

이중 골반바닥근육은 방광을 지지하는 중요한 기능을 맡고 있다. 이 근육이 약해지면 소변이 자주 마렵거나 순간적으로 소변이 새는 요실금이 나타날 수 있으며, 자궁이 뒤로 넘어가 허리 통증의 원인이 되기도 한다. 전립선염을 앓는 남성도 골반바닥근육을 강화하면 치료에 도움이 된다. 이 근육의 운동은 비뇨기 문제뿐 아니라 성적 만족과 성기능 향상에도 도움이 된다.

배와 허리를 감싸고 있는 중심 근육은 척추의 피로를 감소시키고 척추의 안정성을 높여준다. 앞에서 허리 보호대의 위험성을 지적했는데, 허리가 아플 때 복대를 하면 통증도 잦아들고 걷기 쉽지만 보호대를 자주 착용하면 중심 근육이 약해져 장기적으로는 허리 건강을 더욱 악화시킨다. 진정한 허리 보호대는 중심 근육이다.

과시용 초콜릿 복근이 아니라 허리 건강을 지키기 위한 운동을 실천해야 한다.

마지막으로 다리를 벌릴 때 사용하는 고관절근육은 고관절 바깥쪽의 앞대퇴근막장근과 뒤중둔근에 있다. 사람은 나이가 들면 앞쪽 근육은 짧아지고 뒤쪽 근육은 약해져서 걸을 때 허리가 굽고 보폭이 좁아지며 뒤뚱거리게 된다. 아울러 다리를 붙일 때 사용하는 고관절 안쪽 근육에는 신경 수용체가 많이 분포해서 자극에 매우 민감하게 반응한다.

이들 근육에 대한 운동은 허리와 골반 통증의 예방과 치료는 물론, 성기능 향상에도 중요한 역할을 한다. 굳이 시간을 내서 헬스클럽에 다니려고 애쓸 것이 아니라 평소 생활 속에서 다음 세 가지 운동만 꾸준히 실천해도 큰 효과를 볼 수 있다.

바르게 걷기

허리를 펴고 보폭을 어깨너비만큼 크게 벌리며 걷는다. 발뒤꿈치부터 엄지발가락까지 차례로 바닥에 닿도록 굴리듯이 걷는데, 노르딕 워킹과 마사이 워킹을 합친 운동이라고 생각하면 쉽다. 허리를 펴기 힘든 노인은 보조 지팡이노르딕 폴로 살짝 지지하면 걷는 데 도움이 된다. 항상 이런 방법으로 걸으면 좋지만 어렵다면 하루 한 시간만이라도 바르게 걷기를 실천한다.

기마 자세

허리를 곧게 펴고 무릎을 어깨너비로 벌린 뒤 엉덩이를 낮춰 의자에 앉은 듯한 자세를 취한다. 아랫배에 힘을 주고 엉덩이를 아주 서서히 20센티미터쯤 들어 올렸다 내렸다 하기를 반복한다. 이 운동은 처음에는 2~3분도 하기 힘들다. 조금씩 시간을 늘려가며 아침저녁으로 10분 정도 꾸준히 실천한다.

다리 찢기

바닥에 앉아 다리를 양쪽으로 최대한 벌리고 몸을 천천히 바닥쪽으로 굽힌다. 처음에는 허벅지 안쪽 근육들이 아프지만 반복하다 보면 다리가 점점 넓게 벌어진다.

이 같은 근육 운동은 근육을 강화시킬 뿐 아니라 신경을 젊고 건강하게 유지하도록 자극해 노화 방지에도 도움이 된다. 허리에 심각한 문제가 있는 사람은 기마 자세와 다리 찢기 동작에 대해 의사와 상의한 뒤 진행한다.

뇌의 퇴화를 지연하는 중심 근육 강화 운동

뇌의 퇴화는 허리가 굽는 것과 비례한다. 반대로 생각하면 허리를 곧게 펴고 걷는 데 관여하는 근육에 대한 적절한 운동이 뇌의 퇴화를 지연시킬 수 있다는 뜻으로 해석할 수도 있다. 꾸준한 운동은 통증을 경감시킨다. 오랫동안 젊게 살 수 있다는 믿음을 갖고 바른 걸음걸이와 건강한 허리 근육을 만들어보자.

바른 자세로 서기

양발에 체중을 똑같이 나누어 싣고 서서 골반의 균형을 잡고 척추를 길게 늘인다. 귀, 어깨, 골반, 무릎 옆, 복사뼈까지 정렬을 유지한다. 코로 숨을 들이마시며 갈비뼈 사이사이의 근육을 옆과 뒤로 넓혀준다. 숨을 입으로 내쉬면서 몸통을 안으로 좁히는데, 이때 키가 커지는 듯한 느낌으로 움직이면 동작이 좀 더 정확해진다. 정수리에 끈이 연결되어 있어 천장으로 끌어올린다고 상상하는 것도

좋다. 척추와 골반이 항상 중립을 유지하도록 신경 쓰면서 일상의
움직임을 개선해나간다.

걷기 운동

걷기 운동이 기억력을 포함한 뇌기능 노화를 억제하는 효과가 있
다는 연구 결과가 나왔다. 미국 피츠버그대학교의 커크 에릭슨Kirk
Erickson 생리학 교수는 노인이 걷기 운동을 장기간 계속하면 뇌의
기억 중추인 해마가 커진다고 발표했다. 에릭슨 교수는 노인 120명
을 두 그룹으로 나누어 각각 걷기 운동과 스트레칭을 1년 동안 하
게 한 결과, 걷기 운동 그룹은 해마의 크기가 실험 전에 비해 2퍼센
트 커진 데 비해, 스트레칭 그룹은 오히려 1.5퍼센트 줄어들었다고
밝혔다.

걸을 때는 골반을 움직여주는 것이 무엇보다 중요하다. 배꼽 아
래쪽 배를 끌어당기고, 소변이나 배변을 참는 것처럼 힘을 준 상태
에서 열을 세며 걷고, 다시 숨을 내쉰 상태에서 열을 세며 걷기를
반복한다. 그렇게 50분 정도 걸은 뒤 10분 쉬고 다시 걷는다. 같은
방법으로 하루 2회 반복한다. 첫 두 달은 2시간에 2~3킬로미터의
속도로, 다음 두 달은 1시간에 3~4킬로미터의 속도로 걷는다. 다
음부터는 하루 45분 내외 4~6킬로미터의 속도로 걷는다.

걸을 때는 보폭을 어깨너비만큼 넓게 벌려야 하며, 무릎을 펴고
발뒤꿈치가 바닥에 닿은 상태에서 시작해 발바닥 전체를 굴리듯이
땅에 닿게 한 뒤 마지막에는 엄지발가락으로 지지하면서 반대쪽 다

리로 중심을 옮겨 싣는다. 걸을 때 머리는 똑바로 세우고 전방 15도 정도 위쪽을 바라보고, 팔은 앞뒤로 45도 정도 힘차게 저으며 활기차게 걷는다. 신발은 쿠션감이 적당하고 가벼운 운동화를 신는 것이 좋다.

중심 근육 강화 운동

바닥에 누워서 바닥에 등을 대고 누워서 무릎을 구부리고 양쪽 발을 좌골 너비로 벌려 발바닥을 바닥에 붙인다. 코로 숨을 깊게 들이마시는데, 흉곽이 아코디언처럼 옆으로 벌어지는 느낌에 집중한다. 이때 흉곽이 위로 들리지 않도록 주의한다.

숨을 등 쪽으로 들이쉬면서 등을 바닥에 밀착시킨다. 숨을 입으로 내쉬면서 배꼽을 등 쪽으로 끌어당긴다. 소변을 참는 것처럼 아랫배에 힘을 주어 바닥으로 내려놓는다. 이때 배 위에 물잔을 올려놓아도 기울지 않을 정도로 중립을 유지한다.

의자에 앉아서 등받이가 있는 의자에 앉아 양쪽 좌골에 체중을 나누어 싣고 척추를 곧게 편다. 코로 숨을 깊게 들이마시는데, 흉곽을 양쪽 옆으로 열면서 횡격막을 아래로 끌어내린다. 숨을 입으로 내쉬면서 복횡근, 다열근 그리고 골반저근을 서로 끌어당긴다. 몸에 꽉 끼는 청바지를 입었다고 상상하면 정확한 동작을 만드는 데 도움이 된다.

바르게 서서 바른 자세로 서서 다리를 곧게 편 채 한쪽 다리를 앞으로 최대한 들어 올린다. 이때 보조자가 발등을 최대한 굽힐 수 있

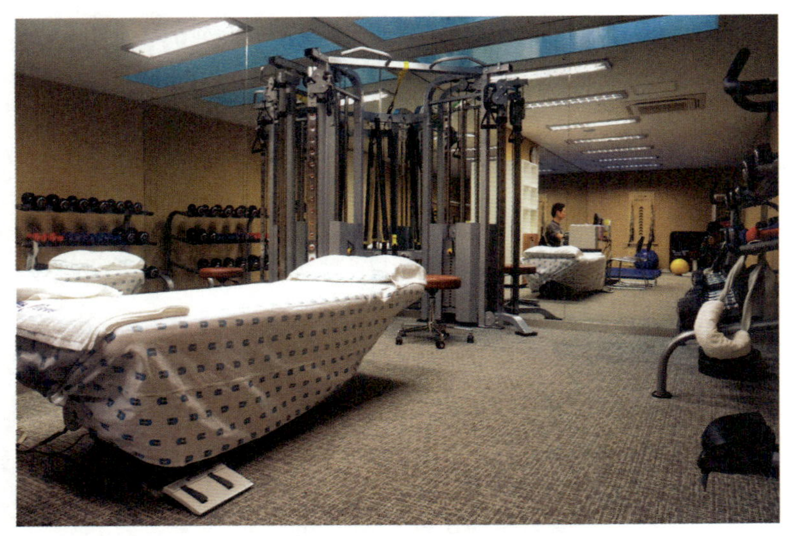

도록 엄지발가락을 잡아당겨준다. 다리 뒤쪽이 당기는 것을 느껴본다. 그 상태에서 보조자의 도움을 받아 다리를 조금 더 들어 올린다. 할 수 있는 최대한의 각도까지 들어 올린 뒤 몇 초 동안 자세를 유지하다 내려놓는다. 10초간 쉬었다가 다시 반복하기를 10회 이상 실시하고, 반대쪽 다리도 같은 방법으로 반복한다.

1996년 하버드대학교의 연구 결과에 따르면 브래지어를 하루 종일 착용한 사람의 4명 중 1명은 유방암에 걸릴 수 있다고 한다. 밤에 브래지어를 벗고 자더라도 12시간 이상 착용한다면 7명 중 1명은 유방암에 걸릴 확률이 있다. 브래지어를 착용하지 않는다면 유방암 발병률은 168명 중 1명으로 현저하게 낮아진다. 브래지어를 하는 것만으로도 유방암에 걸릴 확률이 125배나 높아지는 것이다.

브래지어를 착용하면 임파액 순환이 더뎌지고 조직이 움직이지 않으면서 조직 안에서 염증을 조절할 능력이 떨어진다. 이 염증이 반복적으로 일어나면 암이 발생한다. 즉 유방암은 자유롭게 놓아두어야 하는 유방을 강제로 꽁꽁 묶고 학대하는 데서 시작된다.

브래지어는 가슴을 보호하고 흔들리지 않게 잡아주며, 무엇보다 아름다운 가슴선을 만들어준다. 그러다 보니 탄탄한 소재에 두꺼운 패드, 와이어까지 등장했다. 하지만 와이어야말로 여성의 건강을 해치는 주범이다. 요즘은 와이어 없는 브래지어를 하자는 캠페인까지 일고 있을 정도다. 몸을 해치면서까지 지켜야 하는 아름다움은 없다. 남성을 위해서도, 여성 자신을 위해서도 답답한 브래지어는 이제 그만 벗어던져야 한다.

그런데 브래지어가 아니라도 아름다운 가슴선을 만들 수 있다면 어떨까? 그것도 힘든 운동도 아닌 호흡법이라면? 이 호흡법을 장기간 반복하면 가슴을 들어 올리는 데 관여하는 모든 근육이 발달해 가슴선이 예쁘게 살아난다. 가슴을 들어 올리는 근육을 발달시키고, 쓸데없는 지방을 줄여 가슴을 단단하고 아름답게 만들어준다. 물론 이 호흡법은 본래 가슴을 예쁘게 만들기 위한 목적으로 만들어진 것은 아니지만 건강과 아름다움을 동시에 잡을 수 있는 비책이다.

폐 속에 공기를 최대한 많이 불어넣는 심호흡은 면역력을 증가시킨다. 심호흡을 하면 평소 활동하지 않던 폐포들이 풍선처럼 펴지면서 몸속에 신선한 산소를 불어넣고 림프액의 순환을 활성화하며, 혈액과 뇌 혈류의 순환을 증가시킨다. 하지만 명상이나 요가처럼 호흡을 중요하게 여기는 운동을 하지 않는 한 생활 속에서 심호흡을 충분히 하는 사람은 찾아보기 어렵다.

어떻게 하면 환자들이 건강한 호흡을 할 수 있을까 고민하던 나는 숨을 최대한 들이마신 상태에서 반만 내뱉는 호흡법을 고안해 '안강식 호흡법'이라고 이름 붙였다.

안강식 호흡법은 일종의 심호흡으로, 호흡근을 살리는 운동이다. 넓은 의미에서 호흡근은 호흡에 관여하는 모든 근육을 가리킨다. 안강식 호흡법을 꾸준히 하다 보면 몸통의 거의 모든 근육이 호흡근에 해당된다는 사실을 자연스럽게 알 수 있다.

옷을 벗고 거울 앞에 서서 자신의 어깨 아래와 배꼽 아래를 관찰해보자. 앞쪽 어깨 아래 가슴이 푹 파이거나 배꼽 아래가 불룩 나오고 처진다면 이미 호흡근이 절망적으로 약해진 상태라고 봐야 한다.

안강식 호흡법은 이 모든 근육에 대한 훈련이다. 그리고 이 훈련은 요가나 명상처럼 시간을 내서 하는 것이 아니라 평소에도 항상 할 수 있다. 일할 때도, 밥을 먹을 때나 운동을 할 때도 의식적으로 지속해야 한다. 처음엔 어려운 것 같아도 며칠 만에 익숙해지고, 두세 달이 지난 어느 날, 자기도 모르게 가슴이 모아지고 라인이 살아나며 자신감 넘치는 몸매로 변신해 있는 모습을 발견할 것이다.

안강식 호흡법

숨을 길게 들이마셨다가 반만 내쉰다. 다시 숨을 들이마시고 반만 내쉰다. 이렇게 하면 자연스럽게 가슴이 들어 올려진다. 또 숨을 들이마신 상태에서는 허리와 목의 커브가 이상적인 형태를 만들며, 척추를 곧게 펴는 효과도 있다. 허리를 구부리고 앉아서는 이 호흡법을 제대로 할 수 없기 때문이다.

이 호흡법을 꾸준히 실천하면 자세가 아름다워지는 것은 물론,

얼굴빛이 밝고 환해지며 건강해 보이고, 실제로도 피로감이 줄고 자신감이 생긴다.

그 외에도 다양한 건강 효과를 기대할 수 있다. 나이가 들면 점차 가슴과 배가 처지면서 내부 장기의 움직임이 저하되는데, 가슴이 올라가면 배를 싸고 있는 막_{복막, 장간막}도 들리고 아랫배를 받치고 있는 근육도 올라간다. 이는 심장과 폐와 전립선, 자궁, 위장관이 동시에 건강해진다는 뜻이다.

안강식 호흡법으로 걷기

안강식 호흡법으로 가슴을 들어 올린 상태를 유지한 채 시속 5~6킬로미터 속도로 40분에서 1시간 정도 걷는다. 보폭은 어깨너비 정도가 적당하고, 호흡과 더불어 항문과 성기의 골반바닥근육을 조이면서 팔과 다리를 쭉쭉 뻗으며 걷는다. 제대로 하고 있다면 10분이 지나지 않아 온몸에 땀이 난다.

물론 처음에는 쉽지 않다. 너무 무리하지 말고, 초기에는 시속 2~3킬로미터 속도로 2시간 정도 걷다가 호흡법과 골반바닥근육 조이기가 몸에 익어 신경 쓰지 않아도 될 정도가 되면 시속 5~6킬로미터 속도로 40분 이상 걸으면 된다. 몸이 이런 자세를 기억하려면 꾸준히 2~3개월 이상 지속해야 한다. 나중에는 숨을 들이쉬었다거나 골반바닥근육을 힘주어 조였다는 느낌 없이도 편하게 걸을 수 있다. 그 순간, 아랫배가 쏙 들어가고 가슴선이 예쁘게 살아난다.

마당놀이로 유명한 윤문식 선생이 허리와 목의 병으로 나에게 치료를 받은 적이 있다. 그런데 이분을 괴롭히는 고질병이 하나 더 있었으니, 바로 기관지확장증이다. 나는 그분께 안강식 호흡법을 가르쳐드렸다. 평소 발성을 위해 다양한 호흡법을 단련해온 만큼 금세 배워서 잘 실천하셨다. 얼마 뒤 방송국에서 뵈었더니 "안 박사가 가르쳐준 호흡법을 실천했더니 가래와 기침이 싹 없어졌어!" 하며 반가워하셨다.

가슴을 들어 올리면 심장이나 폐, 간, 담도도 같이 올라가고 공기와 혈액의 순환이 활발해진다. 또한 평소에 50퍼센트 정도밖에 사용하지 않던 폐를 다 쓰게 되므로 단전호흡이나 심호흡을 지속적으로 하는 것과 같은 효과가 나타난다.

나이가 들면 호흡근이 약해져 유방과 쇄골 사이가 움푹 파인다. 여기에도 안강식 호흡법이 효과를 발휘한다. 가슴을 들어 올리는 호흡과 걷기 운동을 병행하면 건강백세도 절대 어렵지 않다.

진통제보다
효과적인
깊은 호흡법

호흡만으로 통증을 완화할 수도 있다. 나는 환자들에게 약을 쓰기 전에 먼저 깊은 호흡을 하자고 한다. 깊은 호흡이란 평상시 우리는 분당 15회 정도 숨을 쉬는데, 이것을 크게 줄여 분당 3~5회 정도만 쉬는 호흡법이다. 방법은 간단하다. 3초간 코로 최대한 공기를 들이마시고 10초간 입술을 모아 내쉰다. 이를 10분 정도 계속한다. 놀랍게도 이 호흡법만으로도 통증이 한결 완화된다. 처방을 받지 않아도 되고, 귀찮게 약을 갖고 다닐 필요도 없는 돈 안 드는 진통제이다.

만성통증을 앓고 있는 사람은 통증이 있을 때마다 해주면 웬만한 진통제 못지않은 효과를 볼 수 있다. 만성통증을 앓다 보면 불안증과 우울증이 올 수 있는데, 이때도 깊은 호흡으로 감정을 조절하고 기분을 안정시키는 훈련을 하다 보면 우울증도 점차 좋아진다.

나아가 이 호흡법은 보통 사람의 건강 증진에도 도움이 된다. 건강 증진이 목적이라면 아침저녁으로 10분씩 실천하면 충분하다. 한번에 10분 이상 계속하면 혈중 이산화탄소 농도가 높아져 중독 증세가 나타날 수 있으므로 10분 하고 잠시 쉬었다 다시 10분 하는 식으로 연습한다.

몇 년 전 〈생로병사의 비밀〉이라는 프로그램 관계자에게서 만성 복합성통증증후군에 걸린 청년을 치료하는 과정을 담고 싶다고 연락이 왔다. 만성복합성통증증후군이란 통증을 인식하는 강도가 보통 사람의 수백, 수만 배에 이르는 병으로 사는 것 자체가 커다란 고통이다. 바람만 스쳐도 극심하게 아프고, 몸을 조금만 사용해도 끔찍한 통증이 찾아온다.

방송국에서 데리고 온 청년은 팔과 손목에 극심한 통증이 있었다. 1년 넘도록 치료를 받았지만 별 효과가 없었고, 이미 무기력해진 상태였다. 나는 먼저 그에게 "만일 당신이 이것을 이겨낼 수 있다면 앞으로 어떤 일도 다 해낼 수 있을 것"이라고 말하며 용기를 불어넣었다. 실제로 다른 병원에서 불치 판정을 받고 내게 와서 치료를 받는 환자 중에는 극심한 통증을 극단적인 의지로 이겨내고 완치된 사례가 제법 많다.

나는 청년에게 우선 가능한 범위 내에서 약을 줄이고, 결국에는 끊어야 한다고 설명했다. 이런 강력한 통증에 쓰는 약물은 주로 사람을 멍하게 만들기 때문에 약을 쓰면 통증뿐만 아니라 자생력도 함께 없어진다. 나는 대부분의 약을 끊고 꼭 필요한 마약성 진통제만 처방했다. 그리고 환자에게는 하루에 2시간씩 가슴을 들어 올린 채 걷는 안강식 호흡법과 걷기를 처방했다. 날마다 생채소를 350그램 이상 먹게 한 것은 물론이다.

그리고 통증이 찾아오면 깊은 호흡을 하고 바로 걸으라고 얘기했다. FIMS 시술 직후 1~2주 동안은 시술 전보다 더 아플 수 있지만 그때 호흡을 하고 걸으면서 이겨내면 좋아질 기회가 충분히 있다고 설명했다. 실제로 이 청년은 만성복합성통증증후군에 걸린 지 1년이 채 안 되었기 때문에 완치 가능성이 높았다. 이런 병은 오랜 기간이 지나면 치료 자체가 불가능하다.

그는 아파서 울면서도 처방한 걷기와 호흡법을 실천했다. 어떻게든 고쳐보겠다는 의지가 강력했고 잘 견뎌주었다. 그렇게 3주가 지나자 통증이 놀랄 만큼 호전되었다. 그는 지금도 종종 감사의 편지와 작은 선물을 보내오는데, 자신이 내게 받은 것은 통증 치료가 아니라 생명이었다고 말한다. 하지만 새로운 생명은 내가 아니라 자연이 준 것이다. 또한 그의 강한 의지가 불치병을 완쾌시킨 것이다.

나는 나의 기술이 최고라고 생각하지만 자연의 힘에 비하면 1퍼센트도 미치지 못한다는 사실을 잘 알고 있다. 통증에서 벗어나려면 자기 자신과 자연의 힘을 믿어야 한다. 믿는 사람은 반드시 자연의 힘이 얼마나 위대한지 온몸으로 깨닫게 된다.

허리 통증 환자에게
도움이 되는
수면 자세

통증이 심한 사람은 잠자는 것조차 힘들다고 말한다. 또 잠을 자다가도 잘못 뒤척이면 통증 때문에 깜짝 놀라 깨기도 한다. 특히 잠자는 자세가 나쁘면 허리 통증이 심해져 바른 수면 자세를 익혀야 한다.

하지만 잠자는 자세가 잠들 때부터 일어날 때까지 일정하게 유지되는 일은 거의 없다. 그래서 수면 환경이 중요하다. 푸근하고 안락한 느낌이 들도록 방의 온도와 습도를 맞추어야 한다. 만일 외풍이 너무 세서 아늑한 환경을 만들기 어렵다면 외풍 방지용 실내 텐트를 치고 그 안에서 자는 것도 시도해볼 만하다.

수면 자세는 병의 종류와 상태, 척추의 커브 정도, 유연성 등에 따라 편한 자세가 각기 다르다. 그러므로 일반적으로 허리가 편한 잠자리 자세 세 가지 중 자신에게 맞는 방법을 선택하도록 한다.

엎드려서 자기

허리를 굽히면 통증이 심해지는 환자는 엎드려서 자는 것이 도움이 된다. 특히 허리를 굽혔다 펼 때 통증이 증가하는 환자에게 좋은 자세다. 허리뼈가 흔들리는 환자가 엎드려 자는 것이 편하다면 목과 가슴 아래로 베개를 받치고 양손을 편하게 베개 모서리에 올리는 자세를 권한다. 이 자세에서는 골반과 아랫배 아래에도 베개를 깔아주는 것이 중요하다. 그러나 이런 자세가 더 불편하다면 이것도 좋은 방법이 될 수 없다.

되도록 낮은 베개를 사용하고, 이것마저 불편하거나 통증을 유발한다면 베개를 베지 않고 잠을 청해본다. 단, 디스크 탈출이 심한 환자가 이런 자세를 취하면 디스크가 뒤로 더 밀려날 수 있으므로 금한다.

옆으로 누워서 자기

허리 통증 환자에게 일반적으로 권하는 자세가 옆으로 누워서 자는 것이다. 이런 자세는 허리를 다소 굽히게 해서 뇌척수액의 흐름을 좋게 하며 허리관절에 닿는 압력을 가볍게 해준다. 단순 요통이나 척추협착증이 있을 때 도움이 된다. 하지만 디스크탈출증 환자는 허리를 과다하게 굽히면 통증이 악화되고, 척추전방전위증 환자는 아침에 통증이 악화될 수도 있어 주의해야 한다.

옆으로 누울 때는 골반이 휘어지면서 통증이 악화되는 것을 막기 위해 무릎을 굽히고 무릎 사이에 부드러운 베개를 끼워 넣는다. 바닥에 닿아 있는 한 팔을 직각으로 구부려 침대 바닥을 지지한다.

반듯하게 누워서 자기

등을 바닥에 대고 누워서 자는 것이 편하다면 무릎 아래에 베개를 받쳐서 잠자는 동안 허리의 커브가 과도하게 펴지지 않도록 한다. 디스크 탈출이나 협착이 심하다면 베개를 하나 더 괴어서 편한 높이를 가늠해본다. 일반적으로 다리 저림이 없는 허리 통증 환자에게 권하는 방법이다.

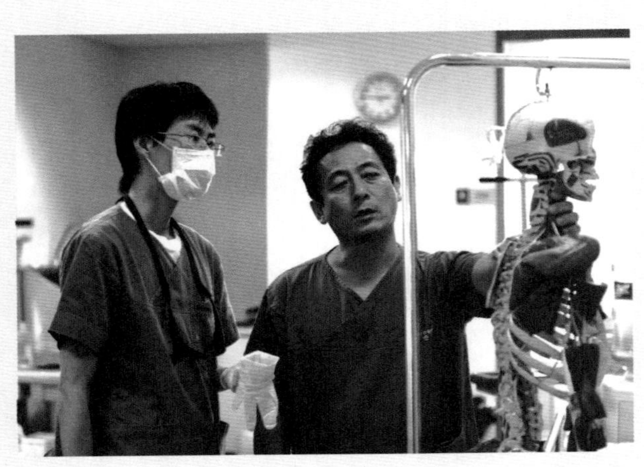